腰痛　肩こり　関節痛

# 治療の組み合わせで痛みは1/10になる

整形外科医が実践するきめ細かい治療法

医学博士
整形外科医・リウマチ医
小室 元
Hajime Komuro

現代書林

# まえがき

「ここの先生の治療で痛みは本当によくなるのだろうか？」

整形外科に来る患者さんの多くは腰や膝、肩など運動器の痛みを治したい方です。

しかし、整形外科を初めて受診するとき、このような気持ちになる患者さんは少なくないようです。

「整形外科って、湿布を出して、腰を引っ張ったり、電気を当ててくれるだけで終わりでは？」

「だったら、整骨院やマッサージに行ったほうがいいのでは？」

こんな声もよく聞きます。

このような、痛みを取るために何をやってくれるのか、その治療が本当に効くのかが、今一つイメージしにくい整形外科のやっていることを、私のクリニックを例にではありますが、一般の方に知ってもらうことが本書の目的の一つです。

整形外科の治療は温泉やマッサージなどよりも、当然、効果があるものでなければなりません。薬がなかった時代はこうしたリラクゼーションで人々は痛みをやわらげていましたが、今は違います。

整形外科に行って楽になったと思われなければ、私たちが医師をやる意味はありません。

温泉やマッサージに勝てなければ、整形外科の存在意義はないでしょう。

頭痛や腹痛もそうですが、痛みはとても不快です。「痛みの原因は何か?」「悪いものではないか?」「いつまで続くのか?」と、不安にもなります。そしてこうした不快な気持ちや不安は、脳の痛みに関連する部分を過剰に反応させ、わずかな痛みも強く感じるようになる。つまり痛みの悪循環が起こります。

　このような痛みのメカニズムが近年、明らかになった結果、２０１０年頃から、傷や骨の変形など痛みの患部にだけでなく、その先の神経や脳など、痛みに関連するさまざまな部分に作用する効果的な薬がたくさん登場してきました。

　こうした「薬」に「手術」「リハビリ」「ストレスの軽減」を組み合わせることで、痛みを治すことは可能になりました。


　実はこの組み合わせがとても大事なのです。

「この手術をすればすべては治る」「この薬を飲めばすべてが解決する」

週刊誌などでこうしたセンセーショナルな見出しが紹介されていることがよくありますが、本来の医療はこのようなものではありません。

「薬は副作用があるので、飲まないほうがいい」

こういう見出しもしかりです。

「薬」「手術」「リハビリ」「ストレスの軽減」。4つの方法はどれが重要ということではなく、どれも重要です。

一方で、組み合わせがうまくいけば、患者さんの今ある痛みを1／10以下にする、つまり治すことができるとはっきりいえます。

組み合わせとは、医学的にいうと「適応」です。この患者さんにはどの時期にどの治療をするのが最適か――。これを見極めるために最も重要なのが問診であり、患者さんとの会話です。画像は適宜撮影しますが、本筋ではありません。

骨の変形やズレ、ヘルニアがあっても痛みをまったく感じない人もいますし、画像上、異常がまったくなくても痛みがつらい人もいるからです（これが痛みのメカニズムの興味深いところです）。

整形外科の治療というと、手術をイメージする人が多いと思うのですが、積極的に手術をしたいという人はいないでしょう。そこで、この本では手術以外の薬での治療やその使い方、またストレスの軽減によって痛みがなくなることなどを中心に説明していきたいと思います。

「病を癒し、人を癒し、地域を癒す――」

当院の診療理念です。

中国には、「小医は病を癒し、中医は人を癒し、大医は国を癒す」という格言があります。その一部を変更し、当院の診療理念としました。

生きている限り、人は老化や痛みを避けて通れません。私たちの仕事は、人生で避けられない痛みと病に向き合い、寄り添うことです。

診療の第一歩は、患者さんのバックグラウンドをよく知り、患者さんの病と人格に真剣に取り組むこと。そして、病と人を癒すことで、地域に貢献する――。

職員1人1人が患者さんに手を当て、話に耳を傾け、よく治療する。これらを実践することを肝に銘じています。

実は――、私は2010年に父親から現在のクリニックを継ぐまでは、長年、大学病院やその関連病院の勤務医として、手術を中心とした治療を行っていました。クリニックとはやってきたことが違うので、最初はずいぶん戸惑いました。地域のクリニックとして患者さんの役に立つにはどうしたらいいかを試行錯誤する日々でした。

そうした中、一つのモデルになったのは、やはり父の姿でした。父は夜遅くや休みの日でも急患を断らず、70歳を過ぎても病気がちになるまで40年以上、休診することもありませんでした。

私はそうした父の姿勢を継ぎながら、「患者さんの訴えは全部聞き、対応しよう」と決めました。

「患者さんに応じ、運動器を中心として患者さん全体を診るオーダーメイドの治療」ということです。もちろんそのために、専門医に相談すべきところは、紹介するネットワークづくりを積極的にしています。

そして約10年たった現在、スタッフのおかげもあって治療スタイルが確立してきました。そこでこの機会に、私が考え、実践している医療の形を記していきたいと考えたのです。

医療はこの瞬間も進歩しています。私の実践する医療も10年も経過すれば、また違った形になるかもしれません。

本書の読者としては、医師や看護師、介護施設の方、ケアマネジャーを始め、当院の患者さんや一般の方も想定しました。

医師同士で話をするときは理詰めであり、データで科学的根拠を示して議論し、納得してもらいます。しかし、広く一般の人にも読んでいただきたい場合、それでは理解してもらえません。難しすぎて読んでもらえないでしょう。

そこで実際に診療の考え方や治療スタイルを、わかりやすくそのまま伝える――。これが一番よい方法と考え、できる限り多くの人に読んでいただくために、専門的な用語は避け、わかりやすい表現を心がけました。

本書が、整形外科の病気（特に痛み）や治療に対する考え方のちょっとしたヒントになれば幸いです。

# 目次



## 序章

## 整形外科が本来できること

第1章

## 治療は今の痛みの1／10を目指す

# 第2章 きめ細かい問診で痛みの原因を探る

# 第3章 きめ細かい処方で症状の変化に合わせる

終　章

# 整形外科医として心がけていること

序　章

# 整形外科が本来できること

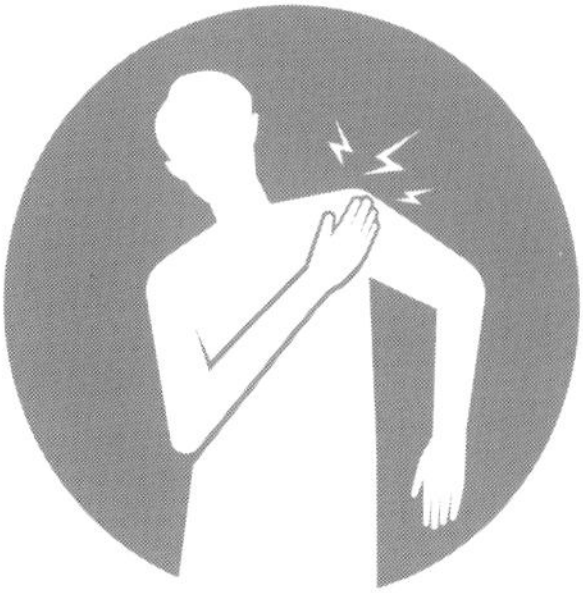

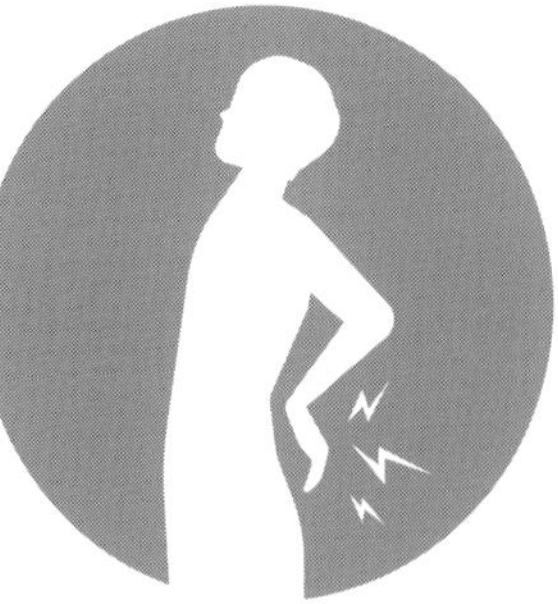

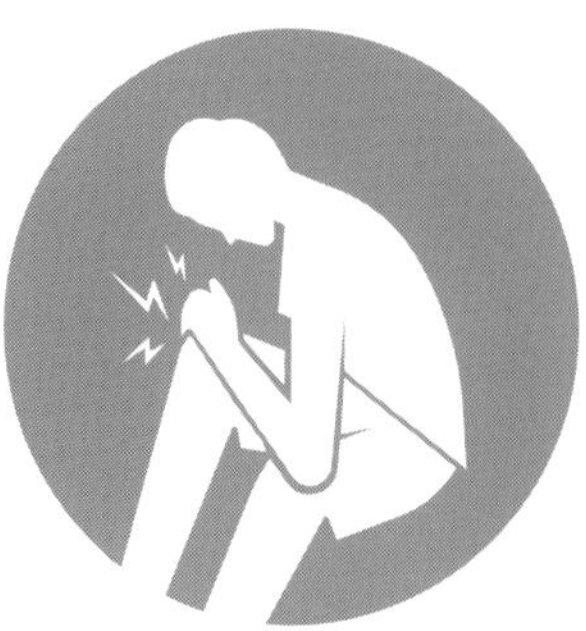

## 整形外科は腰・肩・膝（運動器）の痛みやしびれを治す

腰の痛み、膝の痛み、肩の痛み、手の痛み、足の痛み……。

おそらく、中高年の方の多くが整形外科に行く理由は、運動器に何かしらの痛みを覚えたり、しびれたりするときだと思います。

また、腰が曲がっていたり、X線写真で「ヘルニアがある」などといわれ、「この変形や異常、放っておいても大丈夫なの？」と心配になって受診をされる場合もあります。

その一方で、

「整形外科って、顔の整形をするところでしょ」

と、美容整形という言葉から、いまだにこんな誤解をしている人もいないわけではありません。

そこで、あらためて整形外科とは何をするところかからお話したいと思います。

まず、整形外科は、「運動器」の病気を扱う科です。

運動器というと硬い言葉ですが、わかりやすくいうと、「私たちが身体を動かすために必要な器官」のことで、臓器では骨や筋肉、神経が相当します。

整形外科に来る患者さんの多くが痛みを訴えてくるといいましたが、その原因となる代表的な病気の1つはケガ（外傷）です。そしてもう1つは年齢ごとに起こりやすい加齢に伴う病気です。

例えば10代の場合では、部活などスポーツがきっかけで起こるスポーツ障害が多く、40代からは、膝の軟骨が減って起こる変形性膝関節症が増えてきます。さらに年齢を重ねると、加齢の影響で背骨（脊柱）がつぶれたり、神経の通り道が狭くなって起こる脊柱管狭窄症などが増えてきます。

なお、痛みで見ていくと、子どもはケガで受診する割合が高いこともあり、痛みが持続することはあまりないのですが、中高年になると身体のさまざまな場所で骨の変形などが起こってくることや、心理的ストレスなどが相まって、痛みが慢性化する人の割合が増えていきます。

## 国民の多くが運動器の痛みに悩んでいる

3年置きに実施される厚生労働省の『国民生活基礎調査』には、自覚症状について調べる項目があります。咳や痰、頭痛や倦怠感などさまざまな症状が挙がってくるわけですが、なんと毎回、トップは運動器の痛みです。最新（平成28年）の調査では、男性の場合、腰痛がトップで、第2位が肩こり。女性はトップが肩こりで、腰痛（2位）、手足の関節痛（3位）と続きます（次ページ図1参照）。

**図1　男女別有訴者率の上位5症状（複数回答）**

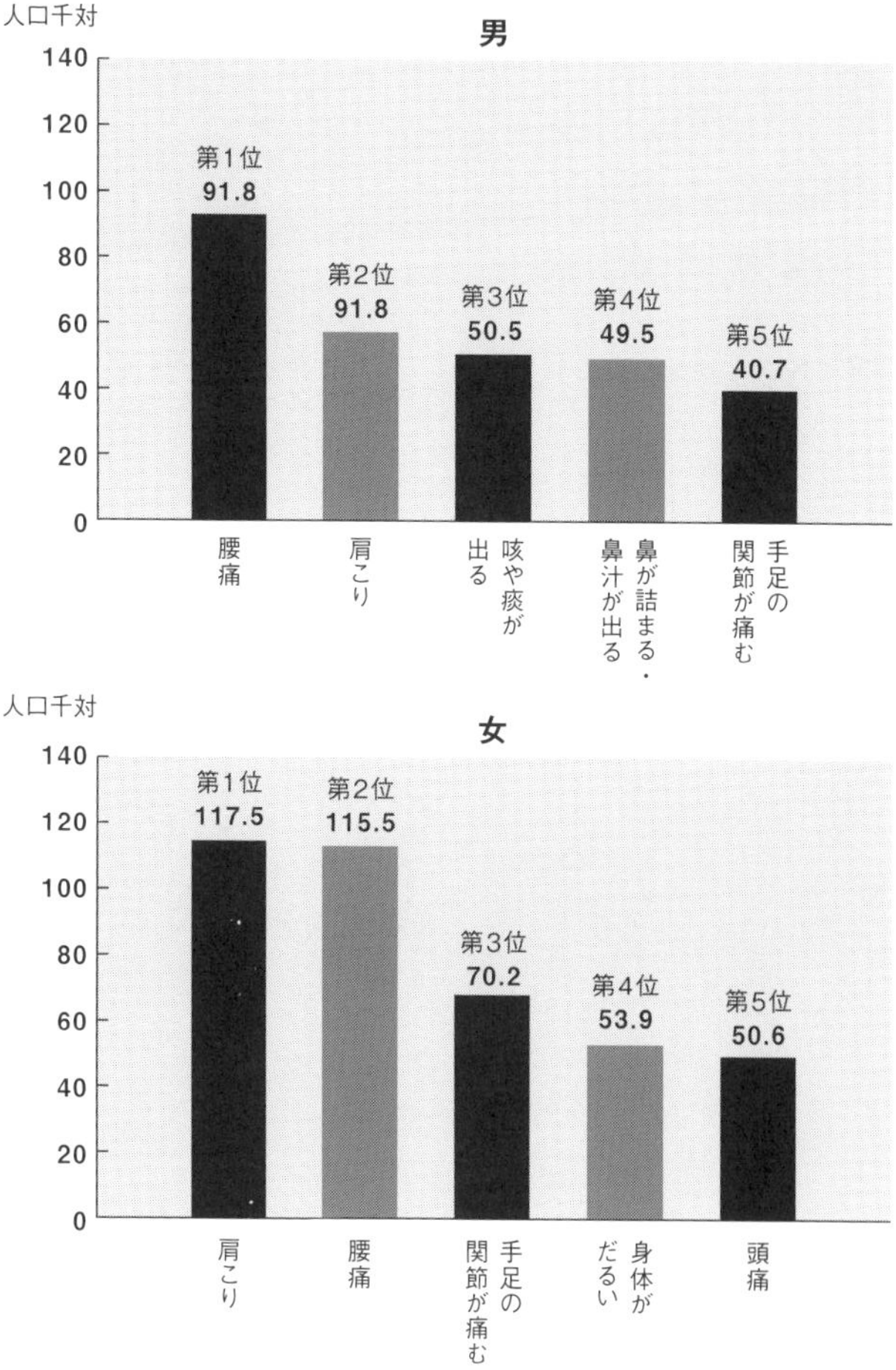


注：1）有訴者には入院者は含まないが、分母となる世帯人員には入院者を含む。
　　2）この数値は、熊本県を除いたものである。

厚生労働省『平成28年国民生活基礎調査』より

ちなみに、「咳や痰」は男性では比較的上位ですが、「肩こり」よりも下ですし、「身体のだるさ」や「頭痛」も順位は運動器の下なのです。

高齢者の運動器の病気の多くに加齢は影響しています。年をとれば、骨の変形やズレは多かれ少なかれ誰にでも起こります。

しかし、仕方ないとはいえません。運動器の病気が進み、痛みが慢性化すると、身体を動かさなくなります。その影響で身体が硬くなり、筋力も低下していくことから徐々に歩行が難しくなります。

やがて、杖をつくようになり、押し車や車いすが必要になっていくでしょう。車いすに乗ることが困難になれば、ベッドで寝たきりの生活を余儀なくされるかもしれません。

ちょっと脅かしすぎてしまったでしょうか？

実はこうならないために、痛みを治療することが大事なのです。

痛みを取り除き、歩けるように身体を保ち、筋力を維持することができれば、健康寿命も延びるでしょう。フレイル（虚弱）やサルコペニア（筋力低下）も怖くありません。

ここに2つの言葉が出てきましたが、少し説明しておきます。

まずサルコペニアとは、「筋肉量が減少し、筋力や身体機能が低下している状態」を示す言葉です。サルコペニアは、特に高齢者の身体機能障害や転倒のリスク因子になりうるとされています。

一方、フレイルとは、「加齢に伴って身体の予備能力が低下し、健康障害を起こしやすくなった状態」を示しており、前述の通り、いわゆる「虚弱」という状態です。いい換えると、介護が必要になる前段階とも表現できます。

この2つは、超高齢社会の中で健康寿命を延ばすために注目されている言葉です。

## 痛みは薬・手術・リハビリ・ストレスの軽減の4つで治療する

「薬を飲めば、痛みは必ずよくなるのでしょうか?」

「薬より、手術がいいのでしょうか?」

こんな質問をされることがあります。

どうも一般の方には、「治療」というと複数の中から1つを選ばなければならないというイメージがあるようですね(医師もそういったいい方をしているのかもしれませんから、気をつけなければなりません)。

しかし、「この薬さえ飲めば痛みはよくなる」「痛みは手術で100%よくなる」といった治療はありません。

痛みの治療には、「保存治療(薬)」「手術」「リハビリ」「ストレスの軽減」の4つがあり、どれも等しく重要です。これは私が松山赤十字病院リウマチセンターで学んでいたときに恩師の先生から教えてもらった考え方です。

わかりやすい例でいうと、人工関節があります。

関節の変形によって痛みがある場合に、手術で人工関節にしたほうがいいのか、そうでないのかは、変形や痛みの程度だけでなく、患者さんの置かれている環境を合わせて考えなければいけません。

患者さんが高齢者で自宅にいることが多く、あまり歩かない方で、歩かないときに痛みがほとんどないという場合、ご本人が嫌であれば無理に手術をする必要はないでしょう（歩くときに限定して薬などで痛みをコントロールすることはできます）。

一方、70代でも仕事を続けている患者さんは、手術が選択肢となるでしょう。

また、高齢者の手術では、術後のリハビリを考えることも大事です。手術の効果を最大限に高めるためには術後のリハビリが欠かせません。

人工関節の手術後も同じで、身体を動かさないと筋力が低下してしまいます。一人暮らしの患者さんの場合、筋力が弱ったまま自宅に戻ると、家に閉じこもってしまい、リハビリにも通えず、それが引き金となって、そのまま歩けなくなってしまうということがあります

ですから、手術をする場合、ご家族がいるかどうかや介護の必要性などを確認の上、事前にリハビリを含めた手術以外の治療計画をしっかりと立てること、復帰までの道筋をつけることが必要になります。

さらに、高齢者の場合は身体のあちこちに不具合が起こっているので、手術で1つの痛みがよくなっても、また新たな痛みが出てくることもあります。このような場合、薬を使って症状を緩和する治療が必要になります。

そしてもう1つ、痛みの治療として大切なのが「ストレスの軽減」です。多くの治療で、薬、手術、リハビリは意識されていますが、この「ストレスの軽減」という観

点は抜け落ちていることが多く、だからなかなか治らないともいえるくらいです。

ここでいうストレスとは、生活や人間関係の不安、病気や痛みに対する不安といった精神的ストレスと、24時間働きづめだったり、逆に痛みで仕事ができないといった肉体的ストレスの両方を指します。

痛みの増強には、こうした精神的ストレスと肉体的ストレスが大きく関係しているのです。あとで説明していきますが、こうしたストレスを軽減することで、痛みがなくなっていくケースが本当にたくさんあります。

さらに、「ストレスの軽減」には環境を調整するという側面もあります。例えば、高齢の患者さんに介護保険の利用を手引きしてあげて肉体的負担を減らすと、症状がよくなることも多いのです。

こうしたことも、私は治療だと考えています。

以上のように、「保存治療（薬）」「手術」「リハビリ」、そして「ストレスの軽減」

の4つはどれが大事ということではなく、患者さんの状況に合わせて組み合わせていくことが重要なのです。

## 手術をしたほうがいいと判断したらすすめる

中には手術をしたほうがいいとはっきりいえる患者さんもいます。そんなときは患者さんが、「私は手術を受けなくてもいいわ」といっても、そのまま突き放すのではなく、丁寧に手術のメリットを説明します。

私が手術をおすすめするのは、手術以外の治療（薬、リハビリ、ストレスの軽減）だけでは症状がよくならずに、患者さんの望む日常生活に復帰できない場合です。さらに、その患者さんが手術を受けることによって、症状の改善が確実に見込める場合です。

もっと具体的にいうと、例えば一人暮らしの高齢者の方であれば、近所のスーパーへ歩いていけなくなったら、手術は大きな選択肢となります。なぜなら、そうなると誰かに助けてもらわないといけなくなるからです。これは、日常生活の支障が大きいといえる状態です。

特に年齢とともに膝関節、股関節の変形が進む変形性膝関節症、変形性股関節症で疼痛による歩行障害があらわれている場合、人工関節置換術といって、変形した関節を人工関節に置き換える手術が非常に有効です。きちんと手術をすればつらい痛みから解放され、活動的な生活を送ることができます。

ただし、ご本人が納得しない場合には、まず薬を含めた他の治療を実施し、

「しばらくこの薬を飲んでください。よくならなかったら手術を考えてくださいね」

とお話します。

手術以外の方法では十分によくならないことを患者さんに理解してもらい、あらた

めて手術の必要性、有効性についてじっくり話をしていきます。

患者さんの気持ちを尊重することは大事です。手術を受けたくない方に「わかりました」というのは簡単ですが、それは最終的には患者さんのためにはなりません。

必要な患者さんに必要な医療情報を提供すること。それが医師の役割であると思っています。

## 大きな病院と地域のクリニックでは治療が違う

「痛みがつらいから、大学病院に行こう。そこでなら、こちらが望む最良の治療が受けられるだろう」

多くの人はこう思っていますが、実はそうではありません。大学病院などの大きな病院とクリニックには、医療機関としての性格の違いがあります。その違いについても知っていただきたいと思います。

今の医療システムは、医療政策により医療施設ごとに役割分担がなされています。大学病院など地域医療の拠点となる基幹病院では、大きな手術や最先端の治療を実施しています（保険診療外の先進医療などが含まれます）。

一方、クリニックは主に手術以外の治療を行います。主なところは薬による治療とリハビリでしょう。これらは基本的に保険診療内で行われます。

詳しい方には「そんなことくらい、知っているよ」といわれるかもしれませんね。

しかし、この点が重要なところなのです。

後からお話しますが、整形外科の治療は薬、手術、リハビリ、ストレスの軽減の4つが等しく重要だと申し上げました。少なくとも私はそう思っています。

このうち、基幹病院の整形外科に勤務する医師の役割は手術をすることです。

これはある意味、当然なのです。というのも、整形外科を英語では「オルソペディックサージェリー」といいます。つまり手術することが仕事です。日本でもまず整形外科医の勉強では、手術の方法を習得することが求められます。

一般的な手術を一通りできるようになるには10年程度の年数がかかります。その後、腰、膝、股関節という具合に、自分の専門領域の手術を究めていく先生もいます。ちなみに、私は人工膝関節手術を専門としていました。

若手の先生が所属する大学附属病院や基幹病院に求められている役割は手術を成功させること。主な仕事はここまでです。

術後、状態が安定したら退院をしていただくか、必要に応じて、動きにくくなったり、動かなくなった患部を動かせるようにするために、リハビリ専門の病院へ転院していただくようになります。リハビリ専門病院にいるのは、主にリハビリテーションの専門医と理学療法士などの医療スタッフです。

手術を開始してから退院または転院までの期間は、「急性期」と呼ばれる2〜3週間程度です。近年は医療費削減のため、できるだけ短縮することが求められています。

このような事情で大きな病院の整形外科医は病院としての役割を全うするために、手術の腕をひたすら磨くことになります。逆にいえば、薬やリハビリの勉強を受ける機会はなかなかありません。このため、大きな病院で4つの治療を等しく受けることは、現実問題としてなかなか難しいのです。

## 地域のクリニックが持つ重要な役割

大きな病院に対して、身近なクリニックの役割は、広く一般的な運動器の病気をきちんと診断した上で、1人1人に合わせた治療の組み合わせを考え、実施することだと考えています。

痛みの治療もその1つです。今は昔と違い、さまざまな痛みに効く薬があるので、適応を見極めて処方すると、多くの患者さんは痛みが段階的に軽くなり、最終的には治ります。そのためには、その都度、問診をじっくり行い、痛みの原因を見極め、薬を調整する必要があります。

それができるのがクリニックです。

平日であれば、仕事の後でも夜に診療が受けられる点はクリニックのメリットです。例えば、痛みの治療では患者さんに合う薬が決まるまでに、何回か来院していただく必要があります。

また、関節リウマチも効果のある薬を使うためには副作用のチェックなどもあるので、こまめな通院が必要です。

もちろん、患者さんによっては大きな病院で提供される最先端の医療が必要な場合もあります。

また、自分の専門外の病気が見つかることもあります。こうした患者さんをすみやかに、「この病院のこの医師なら信頼できる」というところに紹介することもクリニックの大事な役割です。

さらに、大きな病院で手術を行った患者さんも、術後にはクリニックに再び戻ってきます。そのときに、いかにスムースに薬やリハビリ、ストレスの軽減の体制を整えておくかまでを考えることが重要です。つまり、大きな病院に送った患者さんのその後をきちんとフォローすることも、地域のクリニックの役割なのです。

## 慢性疼痛は3種類の痛みがからみ合って起こっている

痛みの治療では、クリニックでできることがたくさんあります。

しかし、実際にはこんな悩みが多く聞かれます。

「一向によくならない」

「痛み止めが効かなかった」

「リハビリをしたけれどよくならない」

このような患者さんの不満が、整形外科に対する不信感につながっていたり、整骨院やマッサージに患者さんが通う一因であろうと考えています。ちなみに整骨院では、「診断」「レントゲン撮影」「投薬」といった治療はできません。

昔と違って今はあらゆるタイプの痛みの治療薬があります。神経ブロックやヒアルロン酸の注射、リハビリの技術も向上し、効果的な手術もあります。

では、なぜ痛みが十分に取り除けないのでしょうか？　それは治療の組み合わせの問題にあると私は考えています。

その説明の前に、まず痛みがなぜ起こるのかについてお話しておきます。

多くの患者さんは、長引く腰痛や肩こりなどについて、自分なりにその原因について考えてくださいます。そして出てくるのが次のような言葉です。

「ケガをしたところがいつまでも痛いので、そこの何か（筋肉、靭帯、骨など）がおかしいのではないか？」

「昔、運動や交通事故で傷めたところがあるので、そこが痛みの原因になっている」

「痛みが起こったのはいつからかはっきりしないが、考えてみたら重い物を持ったりしたかもしれない。寝違えたかもしれない」

これらは当たらずとも遠からずといったところですが、実はこれだけの理由で痛みが長引くことはありません。別の理由があるのです。

痛みと一口にいっても、実は大きく3種類あるのです（次ページ図2参照）。

第一に、最も私たちにとって身近なのは、切り傷や打撲、骨折など外傷による炎症、変形などが原因で起こる痛みです。専門的には「侵害受容性疼痛」と呼ばれています。傷んだ部分の組織（細胞）からある種の神経伝達物質が出て、これを脳が感知して、痛みと感じます。

図2　痛みの種類

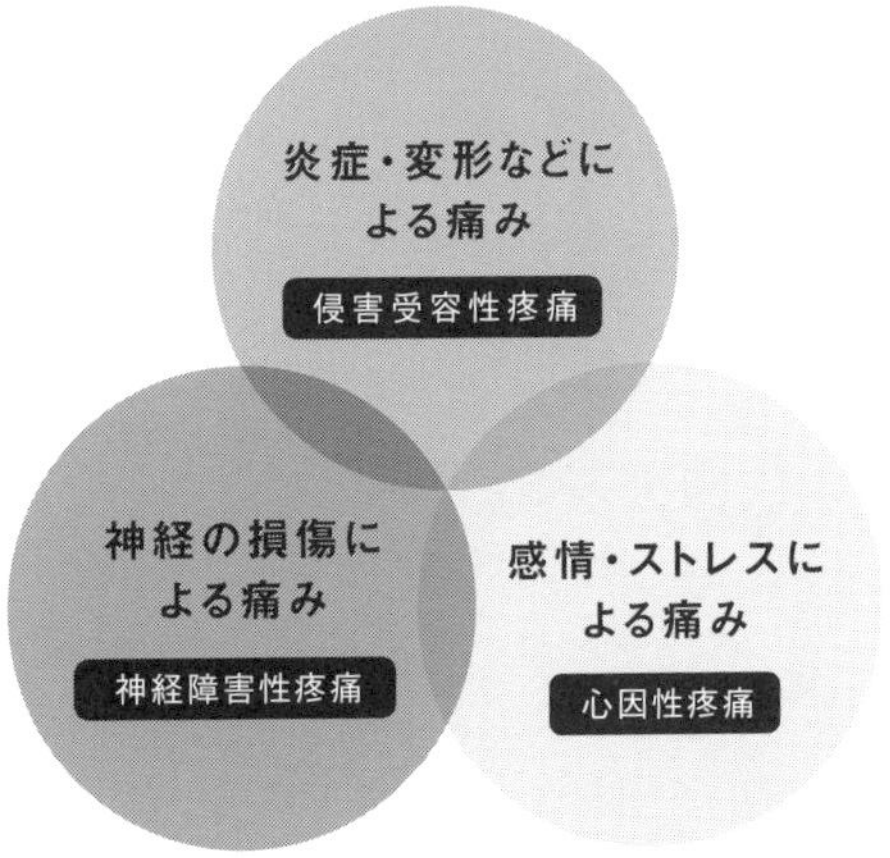


第二に、「神経の損傷による痛み」があります。

組織だけでなく、神経そのものが傷ついたり、切られたりして起こる痛みです。椎間板ヘルニアによって周囲の神経が押しつぶされたり、傷ついたりすることで起こる坐骨神経痛、三叉神経痛や脊髄損傷による痛みなどがあります。専門的には「神経障害性疼痛」と呼ばれます。

痛みを感じるのは神経です。神経痛になったことがある方はわかると思うのですが、神経そのものが傷ついたときの痛みは、ズキズキ、チクチクとかなり不快な痛みです。

第三に、「感情やストレスによって増強する痛み」です。専門的には「心因性疼痛」と呼ばれます。

「病は気から」といいますが、心理的要因は脳の不安や不快を感じる部分に作用し、傷はよくなっているのに痛みをより強く感じたり、痛みが持続したりということを引き起こすことが知られています。

先ほど挙げた患者さんのよくある話は、これら3つの痛みのうち、原因を最初に挙げた「炎症や変形などによる痛み」に限定してとらえた前提で出てくる言葉です。つまり、痛みが続いていることを物理的に組織を傷めたことでの影響としてしか考えていないのです。

しかし実際には、それ以外の原因も合わさって痛みは起こっていて、それが持続しているのです。

## 痛みには感情やストレスが関わっていることが多い

長引く痛みは、先に挙げた3つの痛みが複雑にからみ合っていることが多いです。このうち、必ずといってからんでいるのが「感情やストレスによる痛み」、つまり心の問題から起こる心因性疼痛です。

「何十年来の腰痛」で悩んでいる方は年齢を問わず多いですが、こうした慢性腰痛については心因性の痛みが関与していることがすでに科学的に証明されています。

日本整形外科学会の『腰痛診断ガイドライン』には腰痛の発症と長引く腰痛には心理社会的因子が関与していること、また腰痛には精神的要因、特にうつ状態が関与していることが明示されているのです。

さらに、『慢性疼痛診療ハンドブック』（池本竜則編著／中外医学社）には、以下のように書かれています。

「運動器における疼痛では、体を動かす職業よりもむしろ、体をあまり使わない専門職、1日中机の前で作業するような職業のほうが疼痛を訴える頻度が高く、また、大都市のほうが疼痛患者の多いことが示された。これらのことから、日常的に体を動かさなければならない人よりも体を動かさなくても生活できる人のほうが運動器疼痛を訴えることが多いことが明らかとなった」（次ページ図3参照）

私も診察していて同じことを感じます。

腰痛、肩こり、関節痛を慢性的に訴える方では、重いものを日常的に持つ仕事をしている人もいますが、それよりもデスクワークの人や運動をあまりしていない人たちが多い印象です。

慢性化する身体の痛みは、身体を動かす負荷だけで起こっているのではないということです。

**図3　運動器疼痛の調査**

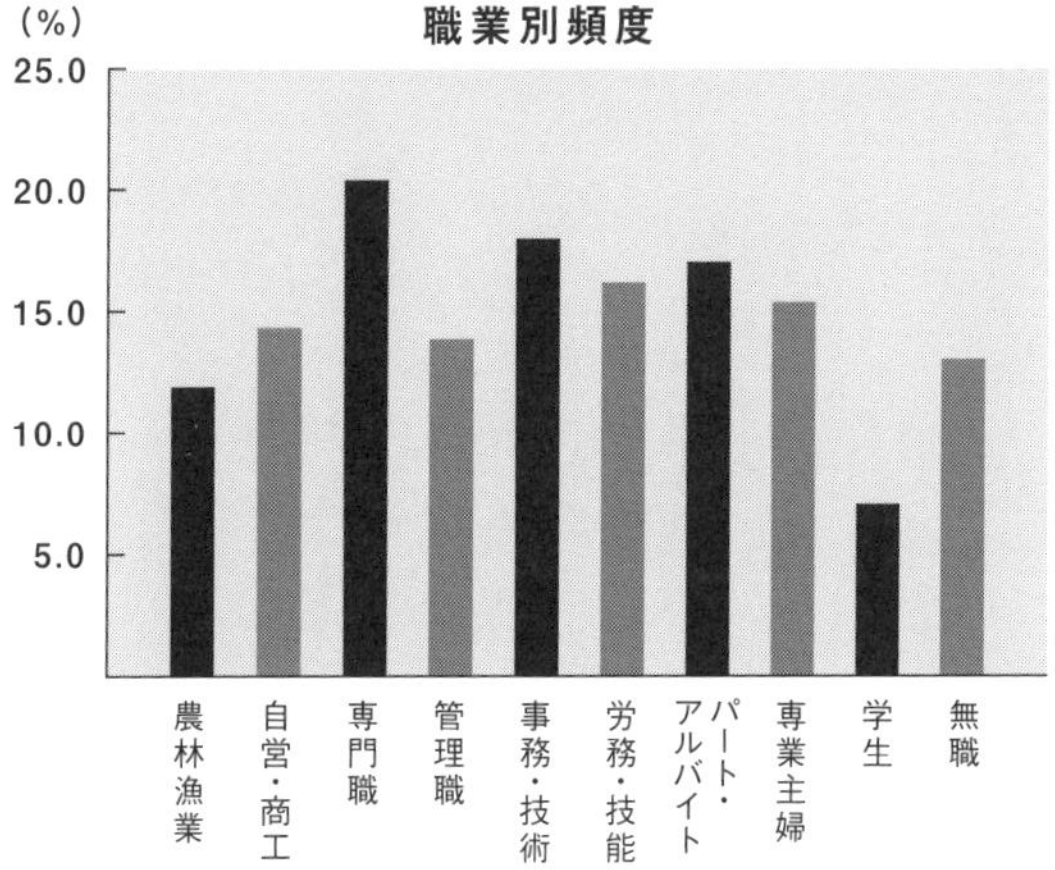


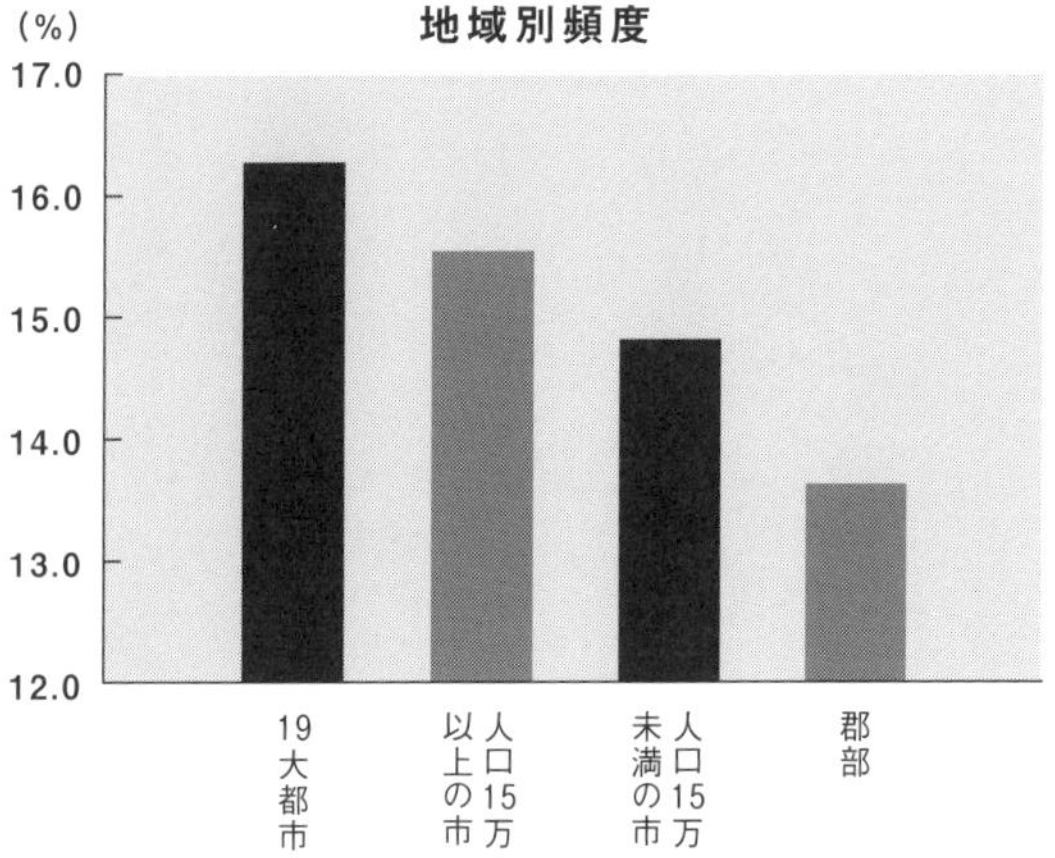


（Nakamura M, et al. J Orthop Sci. 2011; 16: 424-32）
『慢性疼痛診療ハンドブック』（池本竜則編著／中外医学社）より

そして実際に問診で詳しく話を聞き、薬の効き方を診ていると、デスクワークの人は仕事のストレス、主婦の人は子どもの心配や介護のストレスなどの心配事が慢性の痛みの要因になっていることが多いのです。

だからこそ、痛みの治療には組み合わせが大事ということになります。

例えば、心理的要因の強い患者さんには一般的な痛み止めに加え、抗うつ薬や抗不安薬を追加すると劇的によくなるケースは少なくありません。

もちろん、ここでいう抗うつ薬や抗不安薬は心因性の痛みに対して使ってもよいとされている薬です。

他にも、患者さんの痛みの原因により、痛みをブロックする場所や作用を考えながら、ぴたりと合った処方をすると、痛みはどんどんやわらいでいきます。

もちろん、薬だけの治療では不十分なこともありますし、何よりも痛みが何から来ているのか、見極める作業が重要になります。

つまり、問診と詳細な診察です。

このため、患者さんには生活状況や仕事の内容、睡眠の状態までを詳しく聞くことが欠かせないものとなっているのです。

# 第1章

# 治療は今の痛みの1／10を目指す

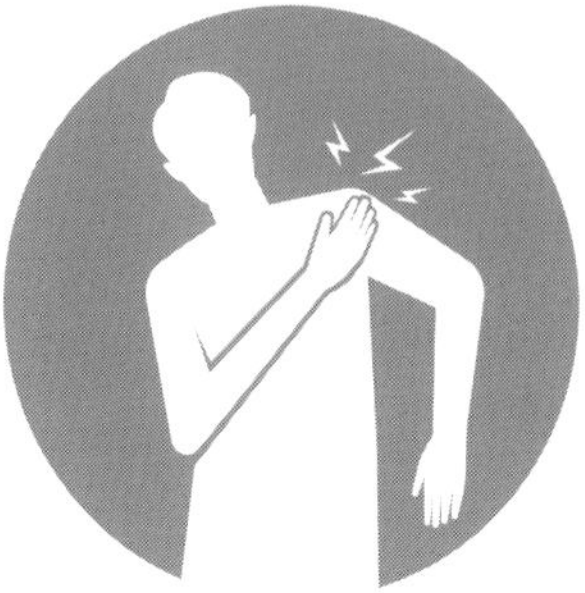

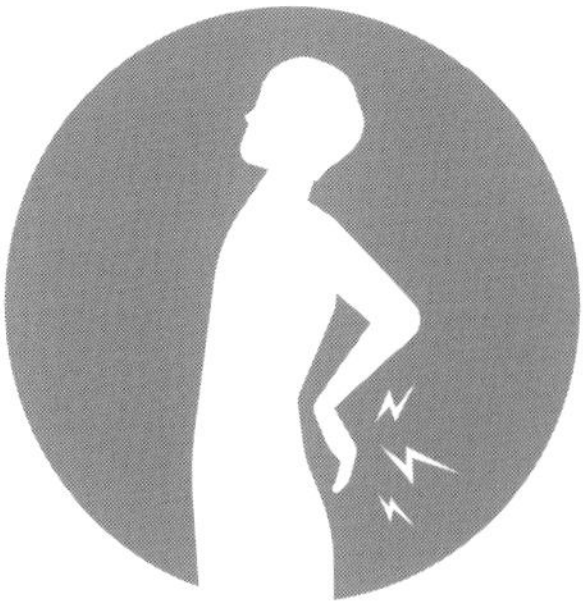

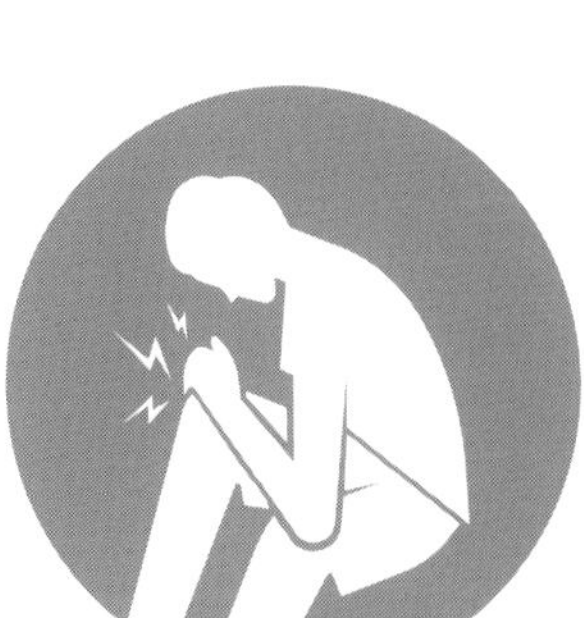

## 痛みのメカニズムを知ると治療も納得できる

序章を読んでいただき、痛みの治療に関心を持ってくれた読者の方も多いと思います。そこでこの章では、治療の中でも患者さんにとって身近で関心の高い薬について、痛みとは何かをわかりやすく踏まえながら、解説していきたいと思います。

痛みは身体のどこで、どんなふうに起こっているのでしょうか？　知っている人は少ないでしょう。

しかし、これを知っていると受ける治療も納得のいくものになります。知っておいて損はありません。

まず、痛みは「電気のようなもの」と考えればわかりやすいでしょう。

びりびりする電気、エネルギーとなる電気。その電気を感じるのが身体の至るとこ

図4　痛みのメカニズム

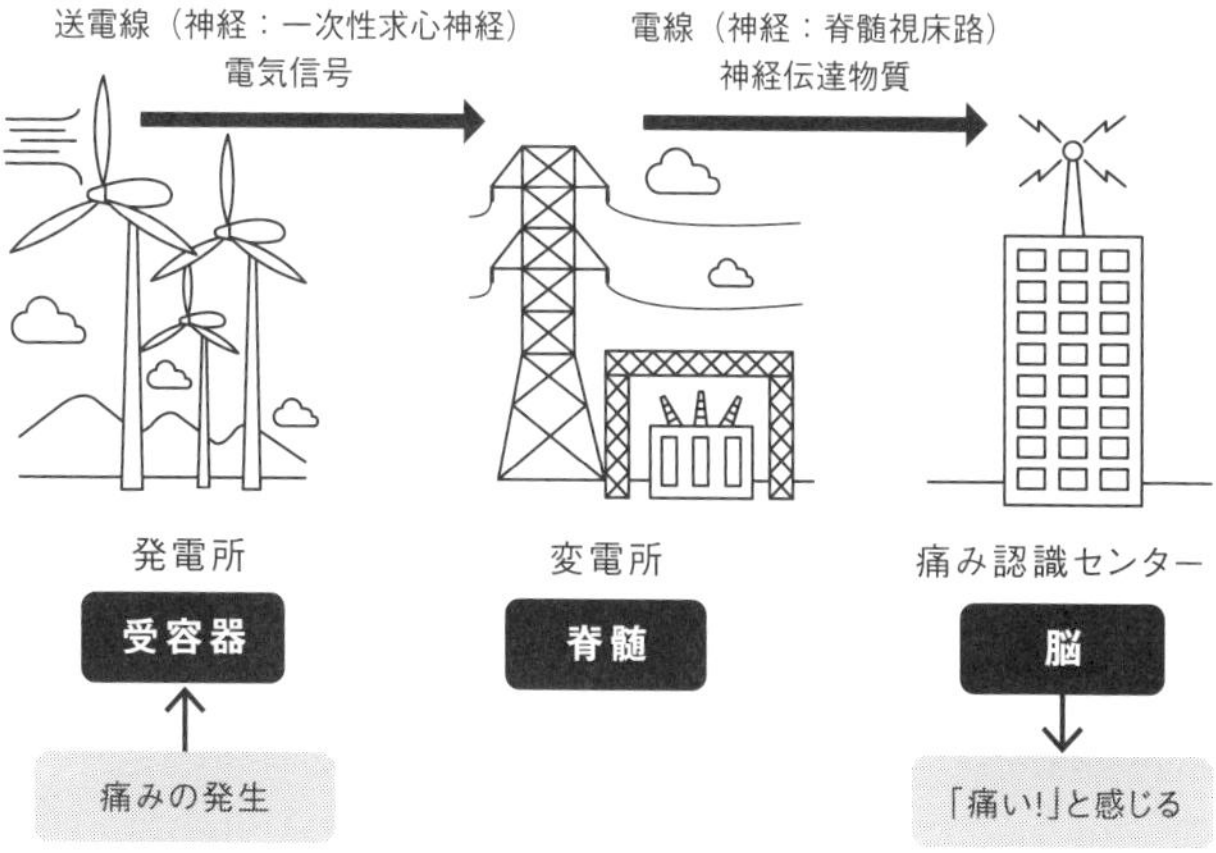


ろにある受容器です。いわば発電所、ですね。

では、一般的な傷や骨の変形などで起こる「侵害受容性疼痛」のメカニズムについて説明しましょう。

まず、身体の組織に傷や変形などで炎症が起きると、その刺激が電気となって各発電所から神経（送電線）を通ります。

ちなみに神経は血管と同じように全身にはりめぐらされています。

皆さんは「脊髄」という言葉は聞いたことがありますか？

脊髄は脳からつながる神経の集まりで、ここから全身に神経が枝分かれしています。脊髄は脊柱という背骨の管の中を通っており、電気は身体の末梢の神経から、この脊髄（変電所）に集まってきます。

脊髄に来た電気はさらに痛みを認識する中核である脳（痛み認識センター）に伝わります（前ページ図4参照）。そこで初めて私たちは「痛い！」と感じるのです。

## 痛みは身体の異常を知らせる危険信号

痛みの役目は、身体に起きた異常やケガを脳に知らせる警告です。痛みを感じるからこそ、私たちは身体を安静にしたり、薬を飲んだり、ケガの手当てをしたりするのです。

例えば、麻酔などで脳へのルートの途中で信号を止められると、痛みの信号は脳に送られないために痛みは感じません。これでは身体の危険信号をとらえられず、命の危険が生じますね。こう考えると、痛みは私たち人間にとって、なくてはならないものといえます。

とはいえ、痛みが続くと不快なものです。「何が原因だろうか？」「この痛みはいつまで続くのだろうか？」と不安になります。

これは脳の快・不快をつかさどる脳の扁桃体という部分の興奮によって起こると考えられており、痛みが一層、強く感じられるようになる一因です。これが「感情・ストレスによる痛み」の正体です。

こうしたことから、医学の世界では、「痛みは不快な感覚、情動体験」ととらえられています。

## 慢性疼痛に移行してしまう理由は2つある

ケガや骨折などで起こった急性の痛みは、炎症が治まり、傷ついた部分が修復されるにつれ、よくなります。多くの場合、3か月以内には痛みがなくなります。

ところが傷が治り、画像でもすっかり傷ついたところがよくなっているのにもかかわらず、続いてしまうことがあります。これを「慢性疼痛」と呼んでいます（参考までにがんによる痛みは慢性疼痛とはいいません）。

日本神経治療学会の『標準的神経治療：慢性疼痛』によれば、6か月以上継続する慢性疼痛に悩んでいる人は、成人のなんと30％程度もいると推測されています。4人に1人以上ですから、これは大変なことだと思います。

では、なぜこれほどまでに慢性疼痛に悩む人が増えてしまうのでしょうか？　急性の痛みから、慢性疼痛に移行してしまう理由は何でしょうか？

その1つは、痛みがあるときに身体の警告を無視して、動いてしまったり、無理をすることとです。

痛みの中継点であり、変電所の役割を担う脊髄の細胞は、痛みの電気信号が長く続いていると過敏になりやすいことがわかっています。脊髄は脳の痛みセンサーと直結しているため、弱い刺激でも痛みを感じるようになったり、わずかな痛みも強い痛みと感じるようになります。

つまり、慢性疼痛にならないためにも、ケガなどで痛みを感じたら、できるだけ休息を取り、薬などを使って痛みを取って早く患部を治すことが、あとあと痛みを長引かせないコツです。

そして、慢性疼痛に移行しやすいもう1つの理由は、本人に心理的ストレスがある場合です。

実は私たちの身体は痛みの信号を抑える働きが備わっています。ちょっと専門的になりますが、脊髄にある「下降抑制系《かこうよくせいけい》」という神経の経路です。

例えば、何かに集中しているときや楽しいことをしているときは痛みを忘れます。足腰が「痛い、痛い」と毎日いっているおばあちゃん、おじいちゃんでも、お孫さんが遊びにきている間は痛みを忘れるものです。

このときに、脳から痛みを抑える神経伝達物質で、幸せホルモンなどともいわれているセロトニンやノルアドレナリンが分泌されているのです。これらが分泌されると下降抑制系が働き、痛みがやわらぐのです。

ところが、心理的ストレスが多いと、こうした物質の分泌が抑えられ、下降神経系が働かなくなってしまいます。実際、うつ病の要因として、セロトニンやノルアドレナリンの分泌やバランスが悪いことが指摘されています。

仕事が忙しくてしんどい、人間関係でストレスがたまると痛みが悪化する……。このように心理的ストレスの要因は数多くあります。

現代はストレス社会といわれ、現代人はそうした要素に囲まれています。慢性疼痛の治療では、心のストレスによる痛みに目を向けることが非常に重要になってきています。

だからこそ、慢性疼痛の予防策としては、ストレスをためないことも重要です。簡単なのはストレッチなど軽い運動です。軽い運動は身体だけでなく、心の健康にも有効です。

「痛みがあるから安静に」はダメで、むしろ無理のない適度な運動をすすめています。あとは無理をしない良好な人間関係ですね。日本人は必要以上に頑張りすぎてしまう傾向があるので、ここは患者さんにも常にアドバイスしていることです。

## 患者さんと医師の「治る」にはギャップがある

痛みの治療をする前段階として、とても重要なことがあります。それは患者さんと医師との間で「治る」の意味を確認し合うことです。

実は患者さんと医師とで「治る」のとらえ方が違うことはけっこうあります。このために医師と患者さんとの間に誤解が生じ、治るものも治らなくなっているケースがあります。

具体的な例で説明しましょう。

X線写真で背骨の変形や膝関節の軟骨が減っている状態を説明すると、患者さんはしばしば落胆します。そして、「これは薬では根本的にはよくならないでしょう?」「変形は手術でしか治せないでしょう?」というのです。

これはつまり、患者さんにとって変形が痛みの原因であり、この変形をよくすることを「治る」ととらえているということです。

だからこそ、「薬では治らない」といういい方になるのです。

少し考えてみましょう。「根本的に治る＝根治」とはどういう状態でしょうか？ 胃がんを治すのに胃を全部取ってがんもなくなったら、「治った」といいます。虫歯は歯を削ってかぶせをつくったり、インプラントで入れ替えると、「治った」といいます。では、身体の痛みは変形を治したら、「治った」といえるのでしょうか？ 画像で見た骨や関節の状態と症状は必ずしも一致しないのです。なぜならちょっと考えてみてください。

身体の変形が痛みの原因だとしたら、高齢になり、変形が進むほど痛みは強くなり、やがては四六時中痛いことになります。

しかし、実際には背中が丸くなり、両膝がO脚になって、手押し車を押しているおばあさんが、みんなひどい痛みで四六時中悩んでいるかといえば、決してそうではありません。

もちろん変形した部分に過度な負担がかかれば痛みが生じることもありますが、適切な治療をすれば痛みは取れます。傷んだところがあり、そこに変形があったとしても、炎症を起こしていなければ痛くはないのです。

腰が曲がっていても「痛くない」というおばあちゃんはたくさんいます。腰が曲がっていてもスクワットが400回できるおばあちゃん、90歳で元気に畑仕事をしているおばあちゃんもいます。腰は変形して曲がっていますが、元気にご家族に囲まれて幸せに暮らしています。

炎症と痛みを取り、日常生活が普通に送れるようになる——。

これが整形外科医の考える「治る」であり、治療目標になります。

炎症を起こして痛みがあるから、治療が必要なのです。治療で炎症を取って痛くない状態に戻してあげれば、快適に暮らせます。X線の画像は変形がわかるだけで、「変形＝痛み」ではありません。加えて、痛みそのものを映すことはできません。あえていうと、痛みがなければ変形していても構わないのです。

「変形があるけれど、それは加齢の影響であり、今の医学ではもとに戻すことはできない。治らないから、痛みとうまく付き合ってね」

これが、一般的な説明です。

逆にいうと、X線写真で変形が見つかったからといって、治療しなければいけないわけではありません。患者さんは、ここをよく勘違いします。

「私は、手術しないといけませんか？」

レントゲンで変形があると、ちゃんと歩けている患者さんでも聞いてきます。

「いやいや、あなたはちゃんと歩いているじゃないですか。手術する必要はありませんよ」

この答えを聞くと、患者さんはホッと安心した顔をします。

このギャップに気づかないまま、「変形はどうせ治らないから」と治療をあきらめてしまっては、せっかくよくなる治療機会を逃してしまうことになります。

患者さんには、ここをまずわかっていただきたいと思います。私は、そうしたことを患者さんに説明してから治療に入ります。

## 必ずしも痛む部分が原因とは限らない

患者さんは痛む部分だけに目が行きますが、実は痛む場所に必ずしも痛みの原因があるとは限らないのです。ケースによっては、障害されている部位から離れている部分が原因ということもあります。

足の裏に痛みが起こった場合、その原因の多くは足の裏ではなく、腰です。腰骨（腰椎）の一番下と仙骨の間に椎間板ヘルニアが発生すると、足の裏に神経痛が起こり、痛むことがわかっています。坐骨神経がそこまでつながっているからです（次ページ図5参照）。

膝や股関節周囲の痛みも同様に、腰のヘルニアなどが原因で起こる神経痛から来るものが疑われます。

関連痛といって、肩の痛みが肺がんや心筋梗塞が原因で起こっているケースに遭遇したこともあります。

このように、痛みの訴えに対しては、考えうるあらゆる原因を考えなければなりません。そのポイントを知った上で、問診では患者さんの訴えをそのまま聞くのではなく、別の角度から質問をすることが大事になります。適切な問診を行うことで、痛みの本当の原因に迫ることができるのです。

図5　坐骨神経図

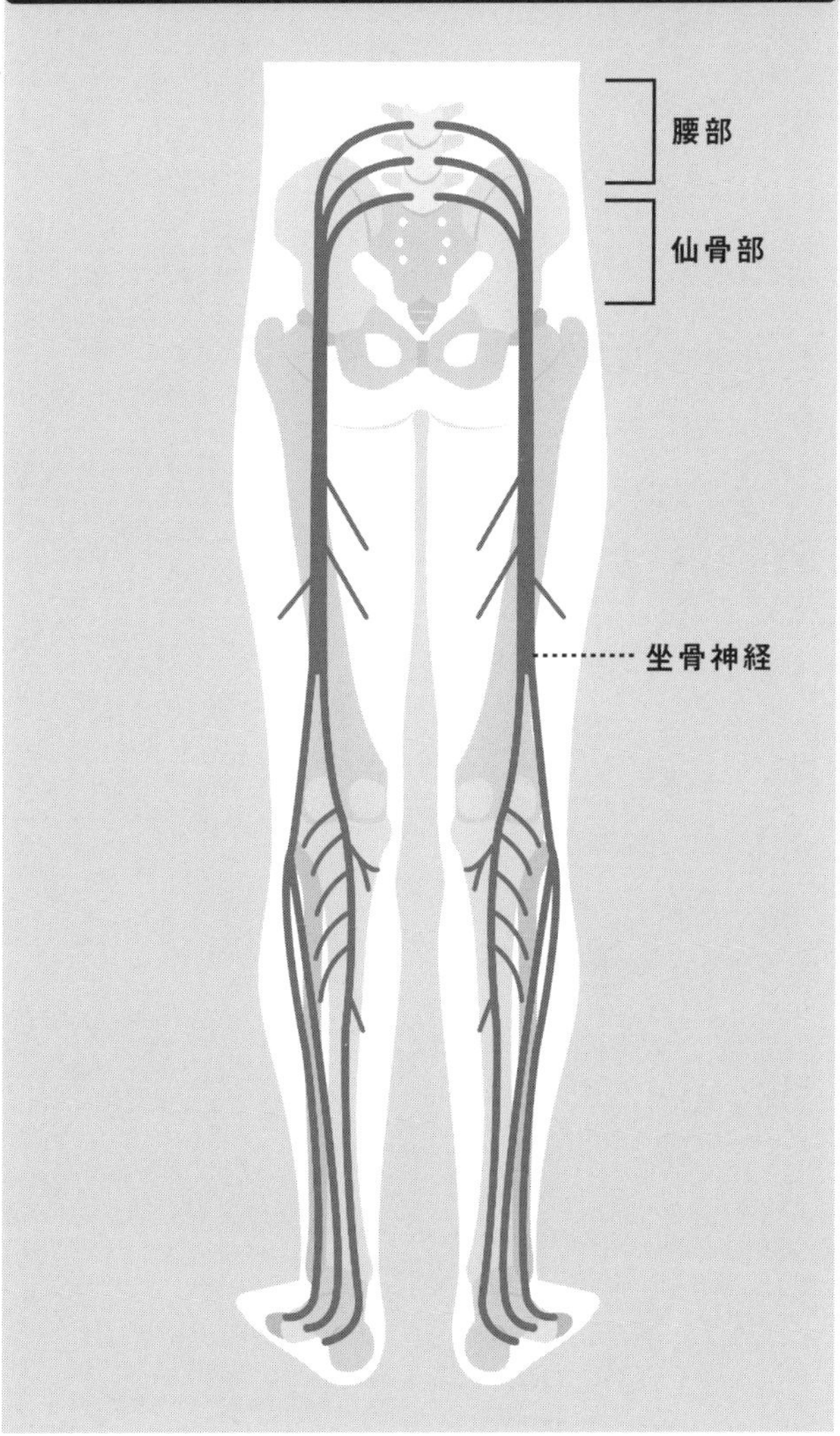

## 治療では今の痛みの1／10を目指す

治療では、私は患者さんの痛みが受診した時点（つまり、一番つらい状態）の1／10以下になることを目標にします。

「1／10になるって本当？」

「そもそも、痛みに点数なんてつけられるの？」

こう疑問に思う方も多いでしょう。

実は痛みを数値化する手法があり、これを利用して治療を進めていくのです。その指標は、「VAS（Visual Analog Scale　ヴィジュアル・アナログ・スケール）」という評価方法です。通称、「バス」といいます（次ページ図6参照）。

治療の過程では、患者さんに、

図6　VASによる評価

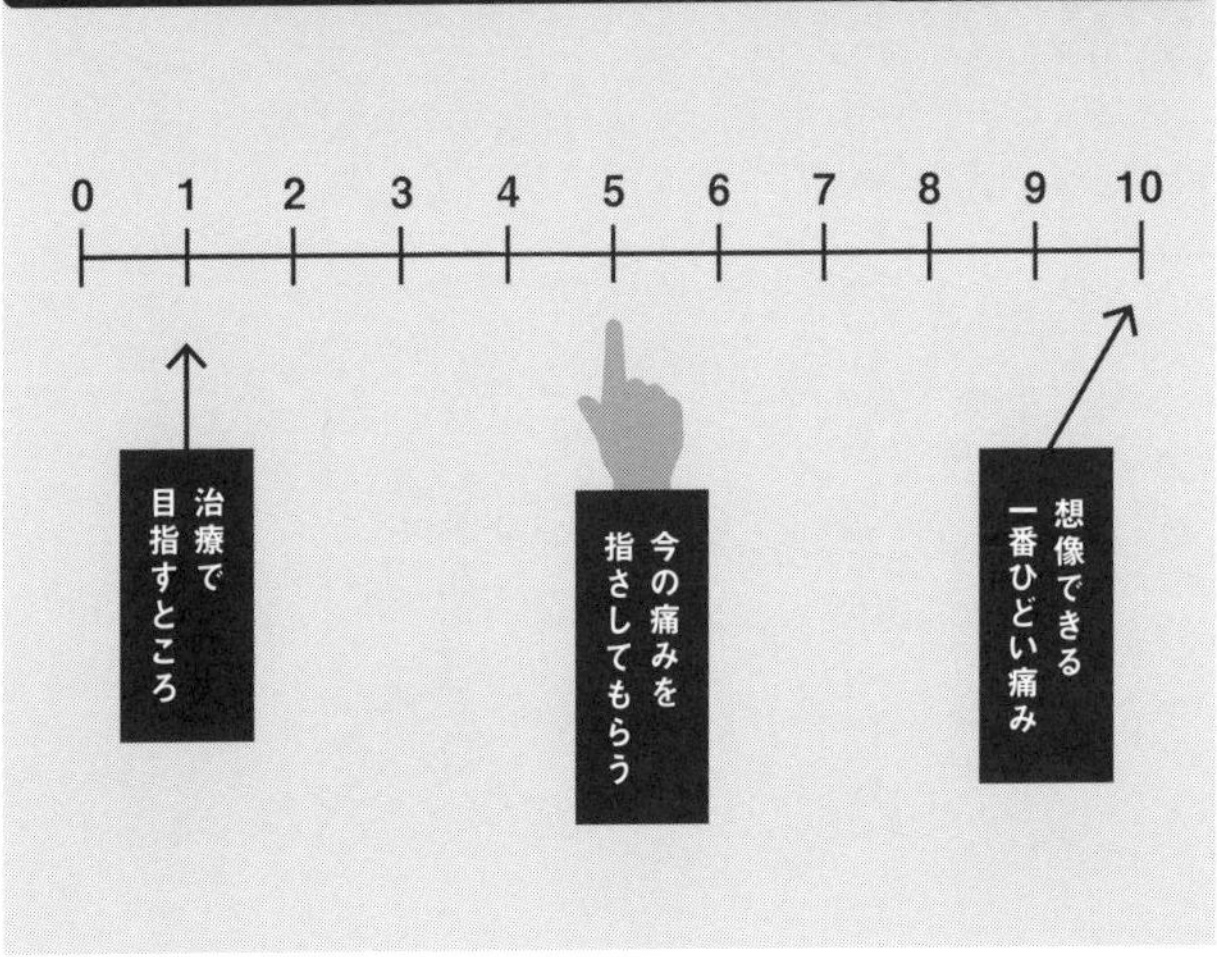


「想像できる一番ひどい痛みを10とすると、現在、何割くらいになっていますか?」

と聞き、VASの目盛りを指さしてもらいます。

この数値が患者さんのその時点での痛みの尺度となります。数値はもちろん、カルテに記録しておきます。

VASは一般的に臨床医が使う痛み評価のツールですが（使うかどうかは医師によります）、私はこのVASを毎回、診察のたびに患者さんに確認してもらっています。「うーん」と悩まれる方もおられますが、直感的に患者さんが示す数字と痛みの程度はだいたい当たっています。

最終的な治療目標はＶＡＳで１以下、つまり、痛みが当初の１／10以下になることです。実際には痛みが５／10以下、つまり、半分以下になったあたりで患者さんは、「ずいぶん楽になったな」と感じます。

そこで、私は初診から１～２週間で５／10以下になるように目標を立て、治療します。うまくいかなければ再度、痛みの原因を考え、薬の組み合わせや量を調整し直します。５／10以下になったら、残りの痛みをどう取るか、再度検討しなければなりませんが、だらだらと長引かせてはいけません。

手術が必要のない患者さんでは、薬に加えてリハビリやストレスの軽減を取り入れながら、おおむね治療開始から１～３か月くらいで１／10以下、つまり痛みのない状態を達成できるように処方を工夫します。

また、こうした治療計画をその都度、患者さんに説明してあげることも大事です。どのくらいで痛みが完治するかは、治療開始後1～2週間で予測がつくので、その時点でお話しします。

「1か月、きちんと治療をすれば治りますよ」

こういった具合に予測を示してあげると、患者さんは仕事への復帰や生活の段取りが立てられ、治療にも前向きになれるものなのです。

## 昔に比べて今の薬は格段に進化している

「整形外科で出す痛み止めは効かない」

多くの患者さんはこう思っているようですが、それは昔の話です。

2010年頃を境に、整形外科で使える治療薬は昔からのロキソニンやボルタレンなどの一般的な痛み止めのほかに、新しいものがたくさん出てきました。

痛みは、炎症や変形以外にも、脊髄や脳など別の部分が原因で起こることは説明しました。そして、新しい薬にはこうした痛みの伝達経路のうち、これまでにはできなかった部分に働きかけるものが多く、痛みの原因に合った薬を使うことで、多くの方が治るようになったのです。

例えば、一般的な痛み止め（ＮＳＡＩＤｓ）を使っても痛みの症状が軽減しない、あるいはまったく痛みがよくならないという場合は、神経損傷による痛みや感情・ストレスによる痛みが合わさっている可能性があると考え、前者であれば神経をブロックして痛みの伝導を遮る薬、後者であればストレスをやわらげる働きのある抗うつ薬や抗不安薬を追加することを考えます。なお、痛み止めがまったく効かない場合は、感情・ストレスによる痛みが関与している比率が高いです。

ここでは私が患者さんに処方している代表的な薬を紹介しましょう。

## 基本的な痛み止め

### ・NSAIDs

ＮＳＡＩＤｓとは非ステロイド性抗炎症薬のことで、ロキソプロフェンナトリウム水和物（ロキソニン）やジクロフェナクナトリウム（ボルタレン）が代表的ですが、セレコキシブ（セレコックス）やメロキシカム（モービック）も比較的よく使います。

昔からある薬で、炎症や変形による痛みに効果がありますが、副作用としては胃腸障害が出やすいです。そのため、「ＣＯＸ２選択的阻害剤」といって、従来のＮＳＡＩＤｓと比べて、副作用の胃腸障害が起こりにくくなっているセレコックスやモービックがよく使われるようになりました。

### ・アセトアミノフェン

商品名ではカロナールが代表的です。鎮痛解熱剤としてよく使用されますが、整形外科でも日常的に使われます。脳に作用して解熱、鎮痛効果を発揮します。

### 神経（痛みの伝達経路）をブロックする薬

**・プレガバリン、ミロガバリン（リリカ、タリージェ）**

神経が障害されることによって起こる痛みやしびれ（神経の損傷による痛み）に効果のある薬です。

副作用としてふらつきや眠気が出る方もいらっしゃいますが、少量から少しずつ増量し、副作用を軽減しながら効果を得られるようにしていきます。

### 痛みに関する神経伝達物質を減らす薬（弱オピオイド鎮痛薬）

**・トラマドール塩酸塩（トラマール、トラムセットなど）**

オピオイドとはオピオイド鎮痛薬（医療用麻薬）のことで、このうち一番弱い薬です。脳神経系のさまざまな部位にあるオピオイド受容体に作用し、痛みに関する神経伝達物質を減らすことで痛みをやわらげます。

内服薬のほか、1週間に1回貼るタイプのブプレノルフィン貼付剤（ノルスパンテープ）などもあります。

「オピオイドって、がんの痛みに使うものじゃないの？」とびっくりする方も多いですが、弱オピオイド薬は整形外科の痛み治療に使うことが認められています。

副作用としては便秘やむかつきが出る場合もありますが、服用量をコントロールすれば抑えることができます。

## 下降抑制系の働きを高める薬

**・デュロキセチン（サインバルタ）**

これは、ＮＳＡＩＤｓのように炎症を直接抑えるのではなく、痛みを抑制する脊髄の下降抑制系の働きを高め、気持ちを安定させる働きのある脳のセロトニンなどを増やすことで痛みをやわらげる薬です。２０１９年の『腰痛診療ガイドライン』では慢性腰痛推奨Ａになってきています。

## 補助的に使う薬（抗うつ薬・抗不安薬・睡眠薬）

さまざまな種類の薬があるので、ここでは詳しく紹介しません。整形外科の痛みに対しては、メインではなく、補助的に使うものですが、社会的ストレスや不眠は痛みの継続に深く関係しており、こうしたタイプの痛み（感情・ストレスによる痛み）を軽減させることができます。

## 治療は注射や貼り薬の前にまず内服薬から始める

薬は内服薬のほかに注射や貼り薬（湿布・貼付剤）などがあります。

注射は膝痛によく使われるヒアルロン酸、強い痛みに効果があるステロイドの注射、痛む部分に麻酔薬を注射する神経ブロック注射などがあります。注射は、何より即効性があるのがメリットです。

湿布、貼り薬は、手軽に薬局でも購入できます。医療機関で慎重に処方される、弱オピオイドの貼り薬であるブプレノルフィン貼付剤（ノルスパンテープ）は、1週間に1回貼るタイプで、基本の痛み止めで効果が得られない、強い痛みに有効です。

ただし、多くの場合はまずは内服薬から飲んでいただいています。

「こんなに痛いのだから、さっさと注射で痛みを取ってよ」という患者さんもいないわけではありません。

ではなぜ、内服薬から始めるのでしょうか？

実は国の規則で「薬はまずは内服薬から処方し、効かない場合は注射を含む、他の治療を考えること」と定められているのです。

その大きな理由は副作用対策です。静脈から直接入って吸収が早い注射に比べ、内服薬は消化管から入るので、一般的に起こりうる副作用が弱いためであり（注射の内容にもよりますが）、患者さんの身体のことを考慮してのことなのです。

## 飲み薬が向いていない患者さんもいる

薬はまず内服薬からといいましたが、中にはこれが向かない患者さんもいます。

そのようなときは注射など別の形状の薬を考えます。

まずは代表的なケースを紹介しましょう。

## 腎機能が低下している人

一番多いケースです。一般的に内服薬には腎臓に負担がかかるものがけっこうあります。基本の痛み止めであるＮＳＡＩＤｓはこれに含まれており、腎機能が低下している患者さんには禁忌です。

例えば、腎臓の機能が著しく低下していて、人工透析の一歩手前（慢性腎不全、ＣＫＤ）の患者さんがＮＳＡＩＤｓを服用すると、たちどころに透析になってしまう危険があります。

また、ここまではなくても、慢性腎臓病を持っている患者さんに投与してもいいかどうかは、慎重な見極めが必要です。せっかく、痛みが治っても、腎臓が悪くなっては元も子もありません。

ちなみに、慢性腎不全の原因となる一番の病気は糖尿病です。しかし、糖尿病は自覚症状に乏しいため、気づかないまま病気が進行し、慢性腎不全を発症している人が多いといわれています。

初診の際に病歴を詳しく聞いたり、他の薬を飲んでいるかどうかを確認することはもちろん、「最近、血液検査を受けたことがない」という人に血液検査を行うのはこのためです。

基本の痛み止めであるＮＳＡＩＤｓが使えない患者さんに対しては、注射のほか、腎臓に影響をおよぼさないタイプの薬を使います。例えば、ブプレノルフィン貼付剤（ノルスパンテープ）などです。

## 薬をきちんと飲めない人

認知症などで薬の管理ができず、決まった時間に決まった量をきちんと飲むことができない方には内服薬は向きません（お仕事などの関係で飲むことができない方には、飲めるような処方パターンを考えます。次項参照）。きちんと服用できないと取れる痛みも取れず、痛みがいつまでたっても治らないということになります。

もちろん、認知症の方の場合でも、ヘルパーさんなど介護関係の方やご家族のサポートがあり、薬を服用させることができれば処方します。この点は問診で必ず確認しています。

## 痛む部位にターゲットを絞って治したい場合

具体的な例として関節リウマチを挙げましょう。この病気は全身の関節が痛む病気です。

近年はとても効果のある生物製剤といわれる薬が出ており、かなり効きますが、中には「薬で痛みはほぼよくなったけれど、右膝の関節の痛みだけが残っている」というような場合があります。このような場合は内服薬よりも、痛む部位に痛み止めの注射をするほうが効果的です。

## 薬の作用時間と患者さんの生活パターンを考慮した処方

患者さんの生活パターンに合わせて、飲める時間に飲んでもらえるように、薬の服用スケジュールを組むことも大事です。

多くの内服薬は1日3回朝昼夕の食後や、1日2回朝と夕食後に服用するものが多いです。しかし、規則正しく薬を服用できる人ばかりではありません。

例えば、2交代、3交代で夜勤の日もある看護師さんは、眠る時間や食事時間も日によって違い、規則正しい服用などまずできません。

消防署や警察署勤務の方も24時間勤務があります。

深夜タクシーや飲食業の方はどうでしょうか？

明け方に眠り、昼すぎに起きる方もおられます。市場で働く方、新聞配達の方などは、午前2時や3時から1日がスタートします。

薬はきっちり飲まないと、効果を発揮しません。朝昼夜に薬を飲めない人に、そのように薬を出しても意味がありません。

そこで私は問診で患者さんの生活パターンを詳しくうかがい、例えば仕事で夜勤のシフトがある方は、忘れずに服用でき、なおかつ効果が出る「寝る前」と「起床時」に限定して薬を飲んでもらいます。

なお、ここでいう起床時とは、朝起きても、昼起きても、夕方起きても起床時となります。寝る前についても同様です。

また、日中、薬を飲む時間がまったくないという方には、1日1回の服用ですむ長時間作用型の痛み止め（メロキシカム）などを考えます。

1人1人の服薬スケジュールがそれぞれ違ってきますから、スタッフからは、

「先生の薬の指示は、すごく細かい」

とよくいわれます。しかし、患者さんに合わせ、ポイントを押さえて処方すると、どうしても細かくなってしまうのです。

## 痛みがひどくなる時間に合わせて薬を考える

薬によって効果が持続する時間には違いがあります。例えば、基本の痛み止めであるNSAIDsのロキソニンは、1日3回朝昼晩の食後に服用する薬ですが、それは4〜5時間で効果が切れてしまうためです。

しかし、きちんとロキソニンを飲むことができるとして、この処方で果たして十分でしょうか?

4～5時間で切れるということは、夜中の0時以降、朝までは薬の効果がなくなるわけです。つまり、夜や明け方に痛みが強くなる患者さんは、この処方パターンでは痛みが取れません。

実は、痛む時間帯に波がある患者さんの場合、服用する時間を変えることに加え、薬の量を調整するとうまくいくことが多いのです。

例えば、腰痛の患者さんは「日中はそれほどでもないけれど、朝の痛みが一番つらい」という方が多いのですが、このような方には眠る前にしっかりと効果が出るだけの量を服用してもらいます。そうすると夜中に薬が作用して、朝の痛みも起こりにくくなります。そして、夜の薬を増やした分、日中の薬は減らすようにします（次ページ図7のA）。

逆に日中の痛みが強いという方には朝の薬を多めにし、午後や夜に飲む分の薬は減らします（次ページ図7のB）。

## 図7　痛みに合わせた薬の処方パターン

### A　起床時が特に痛い場合

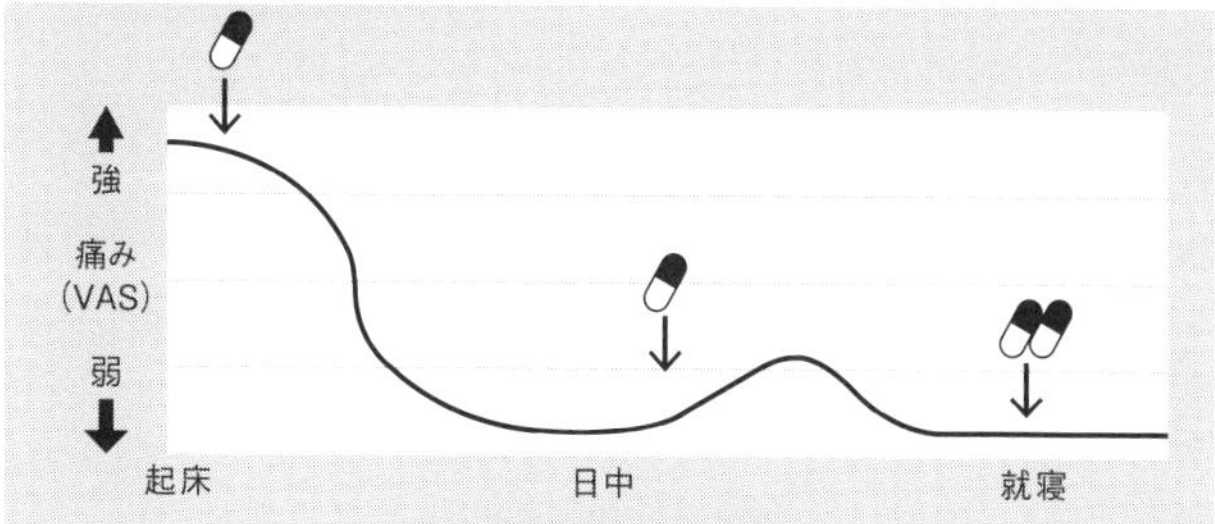

眠る前に多めに投与

### B　仕事などの活動時が特に痛い場合

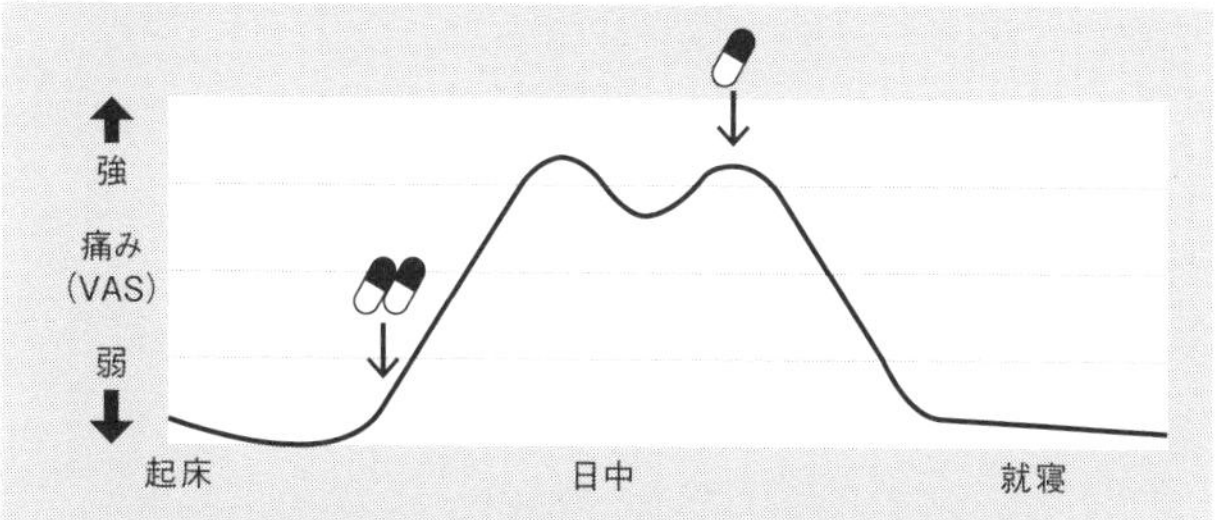

痛みの強さ、発現時間、持続時間に応じて投与

### C　持続的に痛みが続く場合（心因性疼痛）

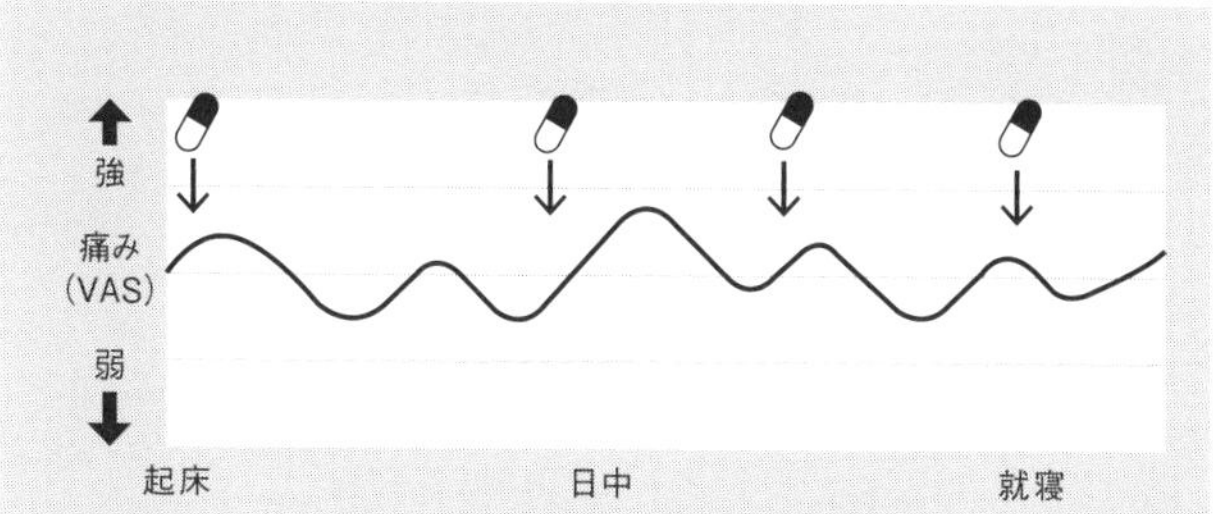

痛みの波に合わせてこまめに投与

このようにすることで薬を飲みすぎる心配もなくなります。

感情やストレスによる痛みである心因性疼痛が強く影響している場合は、昼も夜も持続的に痛みが続くという特徴があります（これはなかなかつらいものです）。

このような患者さんにも1日の中で痛みの波がありますので、まずはそれをよく聞いた上で、痛みの出る時間に合わせ、1日4回（朝1回、日中2回、就寝前1回）とこまめに飲んでもらうとうまくいくことが多いです（前ページ図7のC）。

## 痛みが1／10以下になったら薬を徐々に減らしていく

「痛みを取るために、薬をずっと飲み続けなければならないのではないか……」

このように思っている方がいますが、違います。薬は減らすことができますし、痛みが治れば、当然やめることもできます。

私は痛みの評価スケールである「ＶＡＳ」で、患者さんの訴える痛みが1／10以下になり、症状が安定すれば、そこから薬を徐々に減らしていきます。

この段階では痛みはほぼなくなり、患者さんは治ったと感じていることが多いものです。ここからは少量の薬でいい状態を維持できることが多く、減薬しても痛みが再発することは少なく、元の痛い状態まで戻ることはまずありません。

治療によって痛みの原因の一つである炎症が治り、組織が再生してきたこと、さらに目には見えませんが、脊髄から脳への痛みの経路も過敏な状態から、健康な状態に戻ってきたことが考えられます。

ただし、どの薬から減らしていくかは難しいところです。

そこで減薬についても患者さんへの毎回の問診が手がかりになります。

「何が楽になりましたか？」「どの時間が楽になりましたか？」といった内容を患者さんに確認し、痛みの取れ具合によって減らす薬を判断しています。

## 副作用が嫌だから薬は飲みたくないという患者さんへの対応

よく患者さんから、「副作用のない薬を出してください」といわれることがあります。また、「薬は飲まないで治したいです」とおっしゃる方もいます。

患者さんの気持ちもわからないではありませんが、つらい痛みがあって、何とかしたいと受診されている。そして、その患者さんが明らかに「薬でよくなりそう」と考えられる場合は、時間をかけて薬の利点を説明し、不安な点をうかがい、それに答えるといったことをして、治療を理解してもらうようにしています。

特に強い痛み、長引く痛みは、リハビリだけでは難しいのが現状です。ある程度、軽減できても、最終的に痛みが改善しないこともあります。

何より、痛みをそのままにしておくと、痛みに神経や脳が過敏になり、わずかな痛みを不快に感じるようになるという痛みの悪循環になります。

そうなると治療はますます難しく、時間がかかってしまいます。

たとえ話でいうと、痛みなどの症状というのは身体という家に火事が起こっているようなものなのです。家が燃えてしまわないようにするには、できるだけ早く適切な量の水をかけないといけません。そして火（症状）を消し止めてしまえば、水をかける（投薬）のをやめることはできます。

中の家財道具がだめになるかもしれない（副作用）と思って水をかけるのを躊躇していると、ついには家（身体）全体が燃え尽きてしまいます。

また、少しずつ水をかけたり、途中で水をかけるのをやめたりするのも、燃え広がる要因になります。

## 水と同じで簡単に手に入る薬はその価値が理解されにくい

薬に対する抵抗感を持つ方はけっこういらっしゃるのですが、それはマスコミの影響もあるのではないかと思います。一部週刊誌に、「医者に出されても飲み続けてはいけない薬」など、薬による治療が身体に悪いことのように書かれている記事をよく見かけます。すべてを読んでいるわけではありませんが、内容には事実と違うことがけっこう書かれています。

日本人が世界で一番の長寿国なのは、国民皆保険制度によって医療が行き届き、薬がいつでも、どこでも手に入るからです。海外では、そうでないところがたくさんあります。

しかし、水と同じで、簡単に手に入るものは、価値のないもの、いらないものと扱われがちなのかもしれないとも感じます。

もちろん、薬に副作用はつきものです。副作用はいい方を換えれば、本来の効果以外の作用のことです。つまり副作用があるということは、薬が働いていることを意味するのです。

また、その副作用もすべての人に必ず起こるわけではありません。そして、起こらなければ、当たり前ですが、それは副作用とはいいません。

皆さんが調剤薬局でもらう薬の情報には、比較的、頻度の高い副作用が載っています。「胃腸障害、肝機能障害、めまい」などはよく書かれている事項です。これがそのまま起こると考えれば、確かに「怖い」でしょう。

しかし、副作用が出ない人のほうが多いのです（誰にでも出るような薬は販売されません）。また、出ないことの多い副作用をさらに起こりにくくするのが、我々医師の仕事です。

そのために、他の病気にかかっていないかや、飲んでいる他の薬、薬に対する体質などを詳しく聞いていくのです。

そして初回に出す薬は副作用が起こらないよう、少なめに処方するのが基本です。そして次の来院時に痛みがどのくらいになったかをVASなどで確認した上で、薬の変更や追加をするのです。

初回の処方で副作用が起こったら、別の薬に替える、量を減らすなどの調整を行います。調整することで、副作用の発現は極めて少なくなります。

新しい薬を加える場合、その都度「この患者さんにこの組み合わせなら、副作用が起こりにくいかどうか」を検討します。

薬を飲むことで痛みを1／10分できる可能性があるのに、副作用を必要以上に恐れ、治るチャンスを自ら逃してしまうのはもったいないことです。

それだけに、薬に対する不安は何でも医師に聞くべきだと思います。

## 薬をきちんと飲んでいるかも治療の一環になる

きちんと適切な薬を処方しているにもかかわらず、患者さんの痛みがなかなかよくならない……。

こうした場合、実は出した薬を患者さんがきちんと飲めていなかったということがあります。それを確認するために、問診では聞き方を工夫しています。

なぜなら薬を飲んでいなくても、「実は、薬は飲みませんでした」と正直にいう患者さんはほとんどいないからです。

そこで私のほうから水を向けてみます。例えば、こんな感じです。

「この時間に飲んだ薬は、効いた気がしますか？」

「薬を飲んでどうでしたか？　何か副作用は感じましたか？」

これに対して、

「副作用がきつくて、途中でやめてしまいました」

「寝る前の薬は、きつくて飲めませんでした」

といった答えが返ってきたら、やはりそういう理由があったとわかります。

こうした場合、副作用が出ないように薬を調整することを患者さんに伝え、不安を解消します。疑問があれば聞いてもらうことも、信頼関係を築き、治療を継続してもらうために大事なことです。

「忙しくてついつい飲み忘れてしまった」

こういう方には、患者さんの希望を聞いた上で、眠る前や起床時など、飲み忘れが起こりにくい時間に飲める服薬スケジュールに変更してあげることもあります。

当たり前ですが、「どうして飲まないの！」と怒っていては、患者さんの痛みは治せません。

また、認知症になると薬を飲み忘れる傾向が強くなります。前にお話したように、明らかに認知症とわかれば、内服薬の処方はしないこともありますが、認知症であったとしても、診察中にはしっかりと受け答えができ、普通の患者さんと変わらない方もいます。

また、なかなかよくならない場合は家族やケアマネージャー、ヘルパーなど介護関係の方に連絡を取り、薬が余っていないかどうか調べてもらうこともよくあります。

「はい、余っていますね」

こんな返事が来たら、薬がきちんと飲めていないということになります。薬をきちんと服用できないと、治療効果が得られません。

このため、飲み忘れが頻繁な患者さんには、直接、薬を渡すのではなく、家族や介護関係の方に渡して管理してもらいます。

また、一人暮らしの場合は、夜に服用する薬は出しません。夜間は介護関係の方の出入りがなくなるからです。そこで朝飲む薬を処方し、介護関係の方に飲んだかどうかの確認をしてもらうようにしています。

そうすると、薬がちゃんと飲めるようになり、症状も改善していきます。

こうした方法で、この3年、認知症でありながらも元気にしていらっしゃるおじいちゃんもいます。

このようなことも、患者さんにとっては大事な治療だと考えています。

## 患者さんのネガティブ思考をポジティブ思考に変える

痛みの治療では、ときに患者さんの思考を変えてあげることも必要です。例えば、慢性の痛みに長いこと苦しんでいる患者さんは、「この痛みは何をやってもよくならない」とネガティブになりがちです。

こうした方は薬である程度、痛みが取れているはずなのに、

「痛みはどうですか？」と聞くと、

「よくなっていないです」ということが多いのです。

そこで、質問を変えて、

「朝は楽になっていませんか？」

と聞くと、

「いえ、朝はよくなっています」

といいます。そこで、

「じゃあ、よかったですね。朝が一番痛いといっていたから、そこが少し楽になれば、この治療でこれからはもっとよくなりますね」

というと、

「ああ、そうですね」

と、納得されるのです。よくなっているところがわかると、患者さんはポジティブになっていきます。そして治療に前向きになり、相乗効果でさらに痛みはよくなっていくのです。

私が患者さんに痛む時間帯を詳しく聞く理由の一つもここにあります。

# 第2章

# きめ細かい問診で痛みの原因を探る

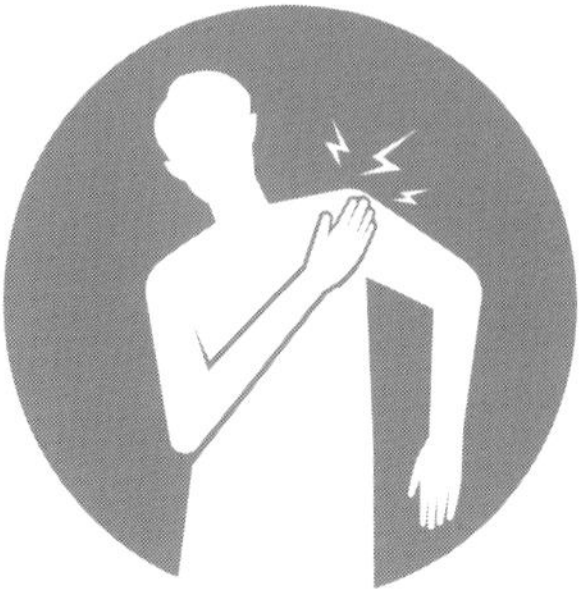

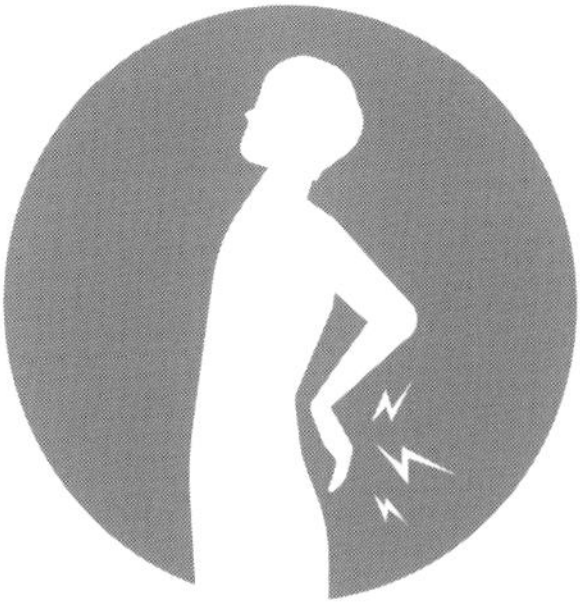

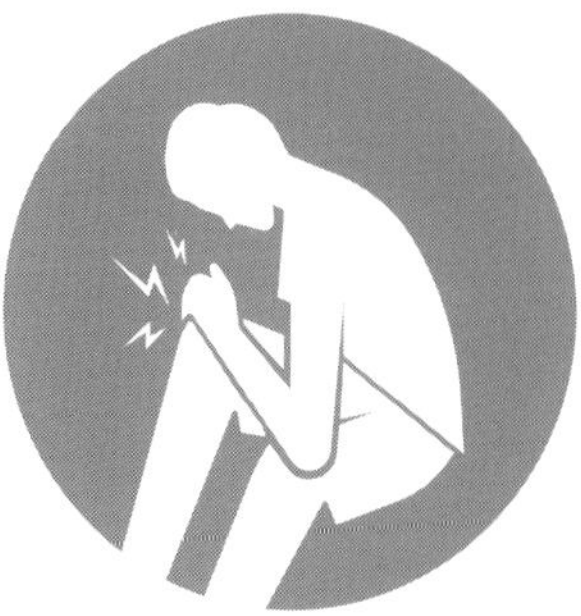

## 治療計画を決めるために問診でバックグラウンドを理解する

痛みを1／10にするためには、薬を含む治療計画を決めることが大事なことであり、そのために患者さんの日常生活（生活パターン）や仕事の内容を詳しく知る必要があります。

そこで、私は徹底した問診を行います。

初診時には、まず問診票に記入していただきますが、その後、診察の前に、記入していただいたことについて、スタッフがもう少し詳しく話を聞きます。

実際、問診票にすべてを記入してくれない方もいます（どう書けばいいのか、わからない場合もあるでしょう）。ここを補うために、突っ込んで話を聞かなければならないのです。

次に痛みの原因を探っていきます。

すでに申し上げたように、痛みには、①炎症・変形などによる痛み、②神経の損傷による痛み、③感情・ストレスによる痛みと大きく3つがあり、長引く痛みはこの3つが複合していることが多いです。

問診でさまざまな角度から質問をすると、その答えから、患者さんがどのタイプの痛みを患っているか、80％以上は見当がつきます。あとは検査で痛む部位を確認し、診断を確定させるだけです。

問診では、前述のように、生活習慣病の薬など、他にどんな薬を飲んでいるかも聞きます。飲み合わせによっては処方できない薬もあるからです。

治療方針が決まったら、それに従って薬を処方します。

「痛みはどれくらいになりましたか？」

次回の来院時には、こう尋ねてＶＡＳで痛みの評価をします。

ほとんどの場合、痛みは初診時よりもよくなっていますが、そうでない場合は薬を替えたり、追加したり、量を調整することでよくなります。

この章では問診がポイントとなって治療がうまくいき、痛みが1／10になった患者さんのケースを紹介します。

なお、各ケースは患者さんのプライバシーを配慮して、実際の内容とは少し変えていることをご了解いただきたいと思います。

## 「いつから？」「どんな痛み？」などは掘り下げて聞く

「その症状はいつから出ていますか？」

「どんな痛みですか？」

初診の問診で必ず聞くことです。この質問を投げかけることで、痛みの意外な原因が判明することも少なくありません。

70歳の女性のケースを紹介しましょう。

### 症例　「いつから?」を掘り下げたら、腰痛がひどくなった原因がわかった

「腰痛がひどくて、動けません」

Aさん（70歳女性）は、私の前に座るなり、こういいます。

「何か思い当たる原因はありますか?」と質問しましたが、

「特にないのですが……」というお返事でした。

こうした答えが返ってくるのは珍しいことではありません。腰痛というと、重いものを持ったり、ひねったりしたことが原因と考えがちですが、高齢者（特に女性）の方の場合はそうではなく、骨粗鬆症で骨が少しずつもろくなり、その影響で背骨の変形や圧迫骨折が起こり、腰痛を引き起こしているケースも多いのです。

Aさんも例にもれず、以前から背骨の変形があり、これは他のクリニックでも確認されていました。その影響で腰痛が起こることがありましたが、生活に困るほどではなかったのです。

しかし、今回、痛みが急激に出てきたといいます。実際、X線検査でも大きな問題は確認されませんでした。

「では、いつから痛みがひどくなりましたか？　痛みが出たときに、生活で何か変わったことはありませんか？」

質問を変えて聞いてみました。

すると、Aさんは不安そうな顔でこう答えてくれました。

「実はすい臓がんが見つかって、来週から入院する予定です。入院が決まってから、痛みがひどくなっています」

こうなると、動けなくなるほどの腰痛はもともとの腰痛がストレスによって悪化したか、すい臓がんの痛みとしか考えられません。

しかし、そこで転移の有無について、聞いてみたところ、

「調べてもらいましたが、先生から、転移はないといわれました」

ということでした。

すい臓がんは初期の発見が難しいのですが、がんを診ている主治医の言葉が本当であれば、転移による腰痛ではないと考えられます。実際、画像検査でも腫瘍を疑うような所見は見られませんでした。

そこで、こう聞いてみました。

「手術に対する不安があって、よく眠れないのではないですか？」

すると、「そのとおりです、先生」という返事が返ってきました。

「自分では怖いと思っていないつもりでしたが、やはり心配なんです……」

このことによって、私はAさんの痛みには心因性の要因が深く関与していると判断

しました。

そこで強い痛みを解消するために、神経痛のブロック注射（局所麻酔薬）をその場で行い、夜、眠れるようにするために少量の眠剤を処方しました。

翌日、Aさんからは「だいぶよくなった」と電話がありました。声もずいぶん明るくなっていました。

その後、Aさんは入院までの間、毎日来院されてお話ししました。話すことにより不安も軽減して痛みは1／10になり、その後、がんとの闘病を続けておられます。

## 「何に困っているか？」を聞くことでわかることもある

「痛みがあることで何に困っていますか？」

「日常生活で困っていることはありませんか？」

問診で私が患者さんに必ず聞く質問です。

「痛みがあって趣味のスポーツができない」「旅行に行けない」といったことから、「ご主人（奥さん）とうまくいっていない」「ご主人（奥さん）の実家とギクシャクしている」「姑さんとうまくいかない」「介護でへとへとになっている」……など、さまざまな困りごとが患者さんの口から発せられます。

こうした悩みを聞くと、なかなかよくならない痛みに心理的ストレスが関与している可能性が予測できます。

また、質問には別の意図もあります。

困りごとがあって、薬を飲めなかったり、治療を受けられなかったりということがあるからです。

それが判明することで困りごとに対処でき、治療が大きく進んだケースを紹介しましょう。

## 症例　患者さんの困りごとは、病院に行く時間がないことだった

「思うように治療が受けられなくて、困っています」

長年、関節リウマチを患っているBさん（48歳女性）は、初診の際、私が問いかけた「困っていることはありませんか？」の質問に、こう返してきました。

Bさんは保険会社の営業職であり、バリバリのキャリアウーマンです。病気で手指が変形しており、痛みもあるのに、それを我慢しながら働いています。

しかし、痛みをもっと軽減させたい。

「そのために大学病院にかかってみたのですが、忙しくてきちんと受診できない」

ということでした。

「痛みがつらいので、仕事を辞めようと思うのですが、生活があるのでそれもできません」

とのこと。

関節リウマチは現在、免疫抑制剤や生物学的製剤などいい薬があるので、痛みはもちろん、「寛解《かんかい》」（病気の症状が、一時的あるいは継続的に軽減した状態）にできる患者さんがたくさんいます。

しかし、こうした薬は段階的に処方され、また効果的な作用が強い分、効果や副作用などを確認するためにこまめな通院が必要です。

しかし、大学病院の診療時間は日中です。Bさんは仕事で時間がなかなかとれず、3か月に1回くらいの通院がやっとでした。このため痛みがよくならない状態が続いていたのです。

当院は夕診として午後7時半まで診療しています。そこで、

「この時間なら、来院できませんか？」

とお話すると、

「何とかなりそうです。頑張って通ってみます」

ということでした。結果的に治療は順調に進み、痛みは1／10以下になって、8年たった現在も寛解しています。

今も定期的に診察に来られますが、そんなBさんが最近、こんなことをおっしゃいました。

「定年で退職したら、イギリスに留学したいと思っています。いいでしょうか？」

もちろん、ＯＫを出したことはいうまでもありません。

## 生活習慣・生活環境からのストレスが痛みの原因の場合もある

慢性の痛みの背景にはほとんどの場合、心因性疼痛、つまりストレスが関与しています。しかし、患者さんに、

「何か思い当たるストレスはありませんか？」

という直接的な質問をしても、なかなか答えが出てこないものです。

中には、「全然、ありません」と全否定する人もいます。

患者さんは、自分のストレスを人に話すことはあまりありません。内容によっては、あまり他人には話したくないものもあるでしょう。

また、日本人に多い傾向だと思いますが、「自分がやらなければならないことをストレスに思うのは悪いこと」と感じる人も少なくないようです。

例えば、出産によって生活が変わり、ホルモンバランスも変化して、腰痛や手のこわばりなど痛みの訴えで受診される方も多い中で、

「結婚したら、主人の世話をするのは当たり前で、それをストレスに感じるのはおかしい。子どもができたら子どもの面倒を見るのは当たり前で、どんなにしんどくても『しんどい』と思ってはいけない」

といった考え方が、それです。
「でも、実際、しんどいでしょう?」
こう水を向けると、「はい、しんどいです」と答えが返ってきたりします。
だからこそ私は、「何かストレスを感じていませんか?」ではなく、「何か困ってい
ることはありませんか?」「何か悩んでいることはありませんか?」と聞くようにし
ているのです。
患者さんの困りごと(ストレス)は多種多様です。
代表的な例をまとめてみました。

**・成人の場合**

家族関係、介護の問題、子どもの世話、仕事上の人間関係、仕事の環境が変化した
こと……など。

・**高齢者の場合**

退職後の生きがい喪失、パートナーの病気、病気や手術に対する不安、衰えることへの不安、友達が死亡していなくなること……など。

こうした困りごと解消の相談をするのも、私の仕事であり、治療の一環です。お困りの内容によって生活環境を変えたり、患者さんの考え方を変えるアドバイスをしたり……と、できる限り対応しています。

ご家庭のお悩みには私の手が及ばないケースも多いですが、お話はよく聞くようにしています。なぜなら、悩みは聞いてもらうだけで楽になることもあるからです。

患者さんの話を聞くことで癒す――。

医療を突き詰めていった先には、こうしたところがあります。

医師であり、聖路加国際病院名誉院長だった故・日野原重明先生は病室に行き、患者さんの声に耳を傾けることを大事にされていました。先生に話を聞いてもらうだけで、症状が楽になった患者さんも多かったと聞きます。私は、これも医療の一つの姿だと思い、問診の中でこれを実践しようと努めています。

ここでは、問診で患者さんの心理的ストレスの原因が判明した複数の例を紹介したいと思います。中には10代の患者さんの例もあり、最近は子どもにもストレスが多いことを実感します。

なお、ストレスが引き金となって起こる心因性疼痛の具体的な治療法（薬の組み合わせ）については、第3章で詳しく紹介しています。

## 症例 習いごとでゆとりのない毎日のストレスから、腰痛で動けなくなった

整形外科には10代の患者さんも多くやってきます。子どもの場合、スポーツによるケガが中心であり、「転んだ拍子に足が痛くなった」など、原因が明確なものがほと

んどです。しかし、Cさん（14歳女子中学生）は違いました。

「腰痛で動くことができない」

とやってきたのですが、思い当たる出来事がこれといってないのです。

いろいろと聞くうちに生活スタイルの話になりました。そして、日々のスケジュールを聞いて驚きました。習いごとがびっしり詰まっていて、友達と遊ぶ暇がまったくありません。

「子どもがやりたいというから、やらせています」

お母さんはこういいますが、娘さんはその無理なスケジュールをずっと続けています。ストレスだけでなく、身体への負担もあるでしょう。

「やめたいと思うこともあるでしょう？」

Cさんにこう聞くと、小さくうなずきます。「やめたい」といったら、お母さんに何かいわれるからと、素直な気持ちを押し殺してまったく抵抗していないわけです。

「本当にやりたいことはあるの？　あるなら何なの？」

重ねて聞いてみると、意外な答えでした。

「友達みんなが追っかけをしているアイドルグループがあって、そのファンクラブに入りたい」

そんなことは多分、お母さんに許してもらえないとわかっていたので、娘さんはいい出せずに我慢していたわけです。

過密な習いごとのスケジュールとやりたいことができない不満……。この女の子の腰痛の原因として、大きくこの2つが考えられます。

こうしたケースでは、何をおいても生活習慣、生活スタイルの変更が必要です。

そのことをご本人とお母さんにお話ししました。

このようなケースに痛み止めの薬を処方しても、なかなかよくなりません。また、痛みが取れても同じ生活を繰り返すと必ず再発してしまいます。また、お子さんにはできるだけ薬は使わないことが望ましいことも事実です。

このお子さんはお母さんの前で自分の思いをはっきりいえたのがよかったのでしょう。受診をきっかけに腰痛はよくなっていきました。

### 症例 「辞めたい」と思うほどの仕事への不満が、痛みの原因だった

商社勤務のDさん（32歳女性）は、脚の強い痛みを訴えて受診されました。

「お尻から下の太ももあたりから先がとても痛い」とのことでした。

症状から考えられる病名は椎間板ヘルニアからの坐骨神経痛です。しかし、X線検査では異常は認められませんでした。

Dさんは口数の少ない方で、問診中、暗い表情をしているのが気になりました。

そこで、私はこう聞いてみました。

「仕事はしんどいですか？」

すると、

「とてもしんどい、身体が鉛のように重くて本当にしんどい」

という答えが返ってきました。

まずは一般的な痛み止めを処方しましたが、2回目の来院時にもひどい痛みを訴えるので、別の原因を考えなければなりませんでした。

そこで、念のためにＭＲＩを撮影しましたが、画像上では異常はまったく見つかりませんでした。

心理的ストレスの程度を確認するために、

「仕事は辞めたいですか？」と聞いてみると、こんな答えが返ってきました。

「正直、すぐにでも辞めたいです。明日にでも辞めたい」

これで「痛みの原因はまず心因性疼痛で間違いない」と確信し、抗不安薬と抗うつ薬を処方したところ、痛みは劇的によくなっていきました。

## 症例 外出すると感じる痛みは、大型犬に噛まれたトラウマだった

強い恐怖が痛みの要因になっていることもしばしばあります。

Eさん（60歳女性）は、「痛みで歩けないのです」と脚を引きずりながらやってきました。思い当たるきっかけはケガでした。

犬を連れて散歩していたところ、別の人が連れていた大型犬が突然突進してきて、それにのしかかられ、痛むといっている部分をちょっと噛まれました。

傷は近くの病院の形成外科で治療を受けており、「整形外科については、別の医療機関に行ってください」といわれ、当院にやってきたのです。

問診でお話を聞くと、こういいます。

「実は家の中では、脚はあまり痛くないんです。しかし、外では痛くて歩けません。犬の散歩をするときは、痛くて脚を引きずってでないと歩けません。ものすごくしん

どいんです」

受診理由はこれでしたが、どう考えてもおかしな話です。

実際、患部の傷はたいしたことがなく、きれいになっています。X線写真でも骨の異常などはありません。患者さんが外出をすると脚が痛くなる理由は、恐怖感だと考えられました。

犬に襲われたことがトラウマになり、また犬に噛まれるかもしれないという恐れから痛みが起こっている可能性があるのです。交通事故でケガをした患者さんたちがその恐怖感から、しばしば治りにくい痛みを訴えることはよく知られていました。このケースと同じだなと思ったのです。

そこで患者さんには抗不安薬、抗うつ薬を服用していただきました。その結果、短期間で痛みをなくすことができました。

## 患者さんの思い込みが病状を悪化させていることもある

思い込みが患者さんの痛みを悪化させているケースはよくあります。「深刻な病気ではないか」と必要以上に心配してしまう人も多いでしょう。

紹介するケースは問診によって、患者さんの痛みの原因が実際とは違い、心配するものでないとわかったことが治癒のきっかけになった例です。

**症例　膝に水がたまったと思い込み、手術が嫌で整形外科を受診しなかった**

Fさん（69歳女性）は、5年ほど前から両膝が痛むようになり、整骨院に行っていましたが、一向によくなりません。家族は3年にわたり、整形外科を受診するよう説得をしていましたが、

「整形外科に行ったら足を切って、人工関節にされるから嫌だ」

と応じません。

ご家族と知り合いである当院のスタッフが話を聞き、受診をすすめたところ、ようやくかかる気になってくれたようで、1時間以上もかかる遠方から受診されました。

なお、Fさんは3人目の子どもを出産した33歳の頃からめまいをきっかけとして両耳の難聴になり、問診は筆談でした。

杖をついて入ってきたFさんに、

「どういうときに痛いですか?」

と聞くと、

「起きるときに膝に痛みがあって、すぐに立ち上がれません」

という返事が返ってきました。

しかし、膝を触っても腫れていません。また、ご家族のお話ではFさんは外出することがほとんどないとのことです。

外出時は杖、または手押し車を使っている。階段は後ろ向きにしか降りられない。足関節に力が入りにくい……。

こうした訴えもあり、脊柱管狭窄症による神経障害も疑われました。この年齢の実に4割以上の人が脊柱管狭窄症を持っているからです。

また、Fさんは耳が不自由なので、そのことによる精神的ストレスも考える必要があるだろうと思っていました。「膝の痛みで家から一歩も出ることができない」と訴えていたからです。

こうしたやりとりの中でFさんが漏らしたのは、

「膝が悪くて歩けないのは、水がたまっているせいもあると思います……」

ということでした。

この言葉から、「これが、患者さんが不安を感じているもう一つの要因か」とピンと来たのです。

よくある「膝に水がたまる」という現象は、医学的にいうと、関節の周囲に存在する関節液が炎症によって増えてくる状態で、確かに変形性膝関節症が進行してくるとこうした現象がみられます。

「手術が必要かもしれない」と思われたのも、このためでしょう。

しかし、膝に水がたまる場合は同時に関節が腫れてきます。整形外科医が診れば一目瞭然で、Fさんが水と思い込んでいるものは、水ではなく、膝の周囲の脂肪でした。標準体重よりもずいぶんぽっちゃりされていたので、つまりは肥満が原因です。

そこで、

「膝は何ともありませんよ。これは水がたまったのではなくて、脂肪ですよ」

そういうと、Fさんは本当に驚いた表情を見せました。

結果的にFさんの痛みは変形性膝関節症と脊柱管狭窄症が引き金になっていると考

えられましたが、変形は軽度であり、「家から一歩も出られない」というのは考えにくい状態でした。

手術を受けなくてはならないのではないかという不安などによる心理的な要因によって痛みが重なり、悪循環となっていたのです。

そこで、変形性膝関節症の痛み対して膝のヒアルロン酸注射を打ち、起きたときに痛みが軽減するよう、眠る前にゆっくり効いてくる痛み止めの薬を出しました。

その日、診察室から帰るFさんの足取りが来るときと比べ、ずいぶんよくなっていたとスタッフが驚いていました。

膝の痛みがただの脂肪だったこと、手術も必要ないことがわかり、ずいぶんと気持ちが楽になったのでしょう。

2週間後に来院されたときは、痛みが5／10になったと筆談でいわれました。

その後、弱オピオイド鎮痛薬の処方など薬を調整したところ、よく眠れるようになり、起床時の痛みが徐々になくなって、治療開始から約2か月後には2／10になりました。

さらに半年後には、「だいぶ楽になり、杖は持たなくても買い物ができるようになりました」ということで痛み止めの薬を中止しました。

押し車で300m歩けたということで、自宅近くの整形外科を紹介して、今も元気に歩いておられます。

# 第3章

# きめ細かい処方で症状の変化に合わせる

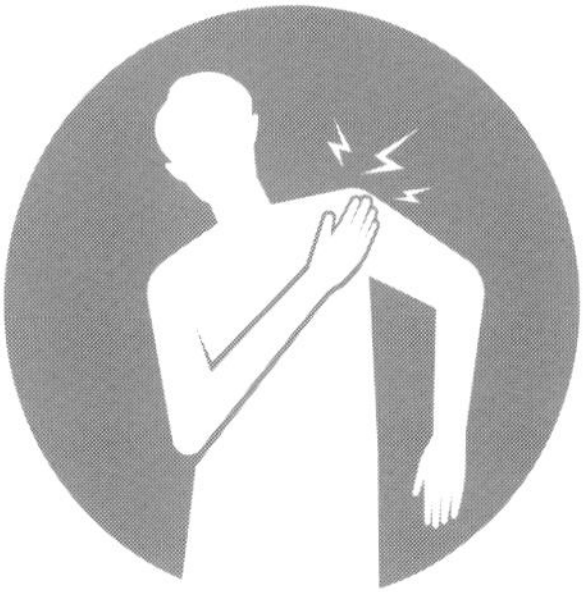

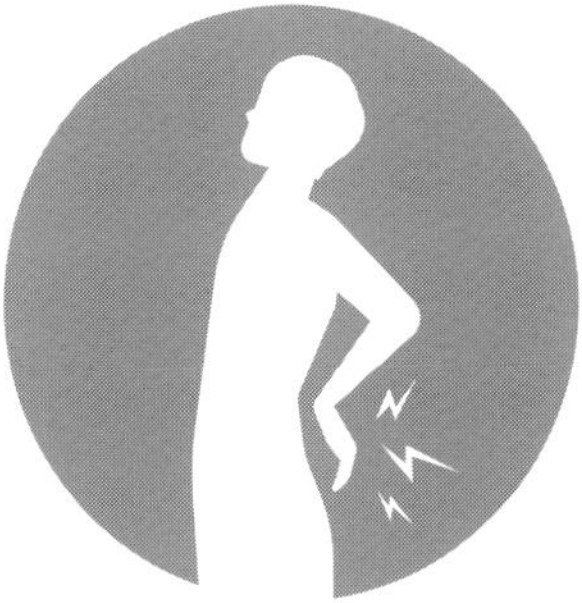

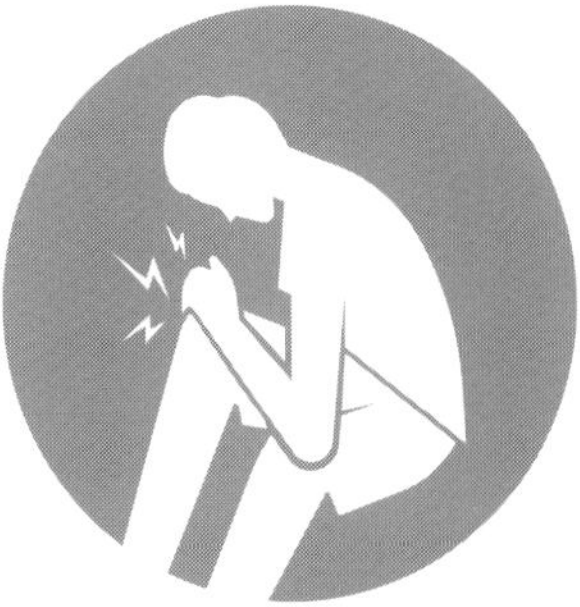

## 薬は患者さんの生活パターンに合わせて処方する

痛みを治すためには原因を突き止め、それに合わせた薬を選ぶことが大事です。ただし、その多くは複合的な痛みなので、1種類の薬での完治は難しく、複数の薬を併用したり、量を調整したりというコンビネーションが大事になってきます。

このため、最初に出した薬で痛みが十分に減らない場合も当然あります。このような場合は、痛みが5／10になったのはよかったが、さて残った痛みをどう減らしていくか……などと、次の手立てを考えます。こうした調整を繰り返し、最終的に痛みが1／10になる治療を目指すのです。

予測したような結果が得られないときは再度、患者さんの話に耳を傾けます。

「ここがこんなふうに痛い」「朝は楽になったけれど、寝ているときがまだ痛い」

患者さんから出る一言、一言が痛みを軽減させるヒントになります。

この章では問診とともに、薬のコンビネーションがポイントとなって、痛みが1／10になった患者さんのケースを紹介していきます。

なお、各ケースは患者さんのプライバシーを配慮して、実際の内容とは少し変えていることをご了解いただきたいと思います。

## 感情・ストレスの関与があれば抗うつ薬や抗不安薬をうまく使う

痛みの原因に感情やストレスが関わっていることがわかってきたのは、10年ほど前からです。痛みを感じる脳の経路に効く薬が登場してきたのも、このためです。ストレスが関与している痛みに対して、抗うつ薬や抗不安薬も使えるようになりました。

日本はストレス社会といわれますが、実際、心の問題が痛みを悪化させていると思われるケースは非常に多いです。

こうした患者さんに抗うつ薬や抗不安薬を処方し、よくなったケースを4例、紹介します。

### 症例　なかなかよくならない痛みの原因は、高齢者特有のうつにあった

Gさん（85歳女性）は、背骨の一部である胸椎が骨粗鬆症によってつぶれる「圧迫骨折」をしました。その影響で強い腰痛、右足の痛みが起こり、受診されました。X線写真を撮ってみると胸椎だけでなく、腰椎の椎間板も一部がつぶれていました。

Gさんは特に夜間の痛みが激しく、しびれも強いと訴えられたので、骨折が引き金となって患部が炎症して、痛みが出ていると考えられました。

そこで、まずは痛む部分に注射（神経ブロック）をしました。内服薬としては、神経・全身の血行をよくする薬（オパルモン）を処方、夜間の痛み対策として、眠る前

に基本の痛み止めであるＮＳＡＩＤｓと鎮痛効果の強い弱オピオイド鎮痛薬を処方しました。

なお、骨粗鬆症対策の治療としては、ビスフォスホネートも処方しています。

ところが、１週間後にやってきたＧさんは、「痛みが全然よくならない」と訴えるのです。

そこで再度、詳しく問診をしてみると、Ｇさんには、痛みだけでなく、不眠と食欲低下、めまいもありました。こうした症状は、腰痛と足の強い痛みがあらわれた頃とほぼ同じ時期から起こっているといいます。

そこで、これは高齢者に特有のうつ状態と判断しました。だとすれば、このことが痛みの大きな原因になっていると考えられます。

実はＧさんは高齢者施設で一人暮らしをしていました。そして、診療時間外でも頻回に当院に症状を訴える電話をしてくるような人でした。

「性格は、ちょっとわがままなところがあります」

と、ご自分でもおっしゃいます。そんな性格のためか、誰にも会わずに部屋に閉じこもっているような毎日だったようです。

そこで痛み止めなどをやめて、新たに抗うつ薬を処方し、夕食後に飲んでもらうことにしました。

また、スタッフにも話をして、病院に電話がきたら、できるだけ話を聞いてあげるように頼みました。こうした結果、痛みはどんどんよくなり、1か月後には1／10に改善しました。

### 症例 帯状疱疹のひどい痛みにも、抗不安薬が有効だった

Hさん（67歳男性）は、右太ももの帯状疱疹でやってきました。

帯状疱疹は水ぼうそうの原因ウイルスである「水痘帯状疱疹ウイルス」によって起

こります。

小さい頃にかかった水ぼうそうは治った後も、そのウイルスが脊髄から出る神経節というところに潜んでいます。

疲労やストレス、風邪などがきっかけとなってウイルスに対する抵抗力が低下すると、水痘帯状疱疹ウイルスが再活性化して、帯状疱疹を発症します。国立感染症研究所の調査によると、帯状疱疹の発症率は50代から高くなり、年齢が上がるとともに患者数が増えることがわかっています
Hさんはこの帯状疱疹で1週間前に総合病院を受診し、治療を開始しましたが、

「痛みがまったくよくならない。もう耐えられません」

とやってきたのです。

処方された薬を見せてもらいました。帯状疱疹に対する抗ヘルペスウイルス剤はなく、一般的な痛み止めと神経のしびれに対するビタミン剤だけが処方されていまし

た。帯状疱疹はかなり広がり、ひどくなっていました。

「特につらいのは夜の痛みで、眠れないので困っています」

とHさんはいいます。そこで、帯状疱疹のウイルスを抑える抗ヘルペスウイルス薬とともに、しびれに対して神経をブロックする薬（プレガバリン）、夜間の痛みに対して基本の痛み止めであるNSAIDsのメロキシカムを処方しました。

メロキシカムは夜、眠る前に服用するとその効果が朝までじわじわと持続します。

これがけっこう効いて、2回目（1週間後）の受診時には、痛みは5／10になっていました。しかし、これでは治療として不十分です。

さらなる痛みの軽減を狙って、薬の組み合わせを変えました。

夜にもう少し眠れるように眠剤を足し、プレガバリンは1日3回にしました。その結果、症状は3／10まで改善され、その後、皮膚症状がよくなるとともに痛みはなくなりました。

## 症例　手術で仕事ができなくなるという不安が、痛みを増幅していた

Iさん（60歳男性）は、自営の遠距離ドライバーです。掃除機をかけているときに突然、左のお尻から左脚に強い痛みが出て、歩行困難になりました。何とか歩いたとしても5分が限界という状態でした。

近くの整形外科を受診すると、すぐ病院でMRIを撮るようにいわれました。その結果、第4腰椎と第5腰椎間にヘルニアが見つかりました。

「これは手術が必要です」

医師からはこういわれますが、「手術はどうしても嫌」ということで、当院を受診しました。最初に痛みを感じてから、1か月ほどが経過していました。

初診では神経・全身の血行をよくする薬（オパルモン）に加え、神経をブロックする薬（プレガバリン）と、夜間の痛みに対してNSAIDsのメロキシカムを処方し

ました。メロキシカムは眠る前に飲んでいただきます。

これらを服用していただき、腰に注射（神経ブロック）を行ったところ、2週間後に痛みは5／10に改善されました。歩行も10分ほどできるようになりました。

しかし、ここからが勝負です。

Iさんの痛み改善はまだ十分とはいえません。

そこでIさんに再度、どういうところがつらいのか、何に困っているかを詳しく聞いてみました。

実はIさんはよいほうの右脚だけで、運転の仕事を何とか続けていました。それでも、仕事が終わった後は悪いほうの左脚がひどく痛み、その影響からか両脚ともまったく動かせないくらいになるというのです。

そこで、さらに詳しくお話を聞くと、

「実は……。すごく不安なのです。『手術が必要』といわれたことが本当に不安なのです……」

こんな答えが返ってきました。

「手術をしたら仕事ができなくなるかもしれない。でも手術に失敗したら、もはや完全に歩けなくなるのではないか」

「入院で3か月も休めばお金が入ってこない。自営なので首をくくらないといけないかも……」

こんな思いを常に抱えていました。

最初の病院でいわれた「手術が必要です」という医師の言葉が心の奥底から離れないというのです。こうした不安がIさんの痛みを強くしていたと考えられました。

そこで、下降制御系の働きを高めるサインバルタを追加処方し、仕事が終わったあとに飲んでもらうようにしました。すると徐々に痛みはなくなり、治療開始から3か月後には痛みは1／10になり、しびれなどの症状もほぼ消えました。

**症例** 仕事を辞めてうつ状態になったため、湿疹と痛みが治らなかった

Jさん（62歳女性）は、ご主人と二人暮しです。仕事は1年半前に辞め、身体への負担はそれほどありません。

しかし最近、首から肩甲部（肩から背中にかけての部位）にかけての痛みと、右のお尻の痛みが発症。特徴的なのは緊張したときや安静時に、背中がピクピクとけいれんする症状があることでした。

なお、Jさんは頭に湿疹の症状が出ているため、皮膚科に通院していました。

X線写真を撮ると軽い頸椎の変形と脊柱管の狭窄がありました。

そこで、基本の痛み止め（ＮＳＡＩＤｓ）と神経をブロックしてしびれを取る薬（プレガバリン）を処方しました。

電気を当てる物理療法も行いました。

しかし、2週間経過しても、痛みはまったく改善しません。そこでもう一度、どんなときに痛むのかなど、詳しく話を聞いてみました。するとJさんは、

「外出すると、症状は改善します。でも、外出したくないときもあります」

というのです。

Jさんは1年半前に仕事を辞めたことで、生活環境と生活習慣がガラッと変わっています。仕事を辞めてから家にいても何をしたらいいのかわからなくなり、気分が滅入ってしまうともおっしゃいました。

この話から、Jさんが仕事を辞めたことをきっかけに、抑うつ状態になっている可能性があると考えられました。

そこで思い切って痛み止めとプレガバリンはストップし、抗うつ薬と抗不安薬のみの処方に切り替えました。

すると2週間で症状は5／10になり、その後、徐々に改善。治療開始から3か月た

つ現在は1／10になっています。なお、この処方にしてから、湿疹による頭のかゆみも背中のけいれんも消えました。

## 薬の飲みすぎを防ぐために服用中の薬は全部チェックする

最近、「ポリファーマシー」がよくいわれます。ポリは「多い」という意味で、薬の過剰投与です。

近年、1人の患者さんが飲む薬の量がものすごく増えています。高齢者の患者さんの中には、さまざまな病気で異なる病院や違う科にかかっている方がおられます。診療科も細かく分かれており、それぞれが薬を処方すると、服用する数が増えてポリファーマシーになる危険が高くなります。

私は痛みの治療に複数の薬を使うことが多いため、患者さんが服用している他の薬で、同じ働きを持つものが処方されている場合は、できる限り重ならないように処方をします。

一方で、中には来院時にすでにたくさんの薬を服用している患者さんもいます。このような場合は、患者さんがかかっている他の医療機関の先生に相談し、薬を集約してもらう場合もあります。

次に紹介するのは、こうした薬の集約がうまくいき、痛み治療が成功した患者さんのケースです。

## 症例　同じ薬を集約することで、他の薬を使って治療できた

Kさん（75歳男性）は、京都市内から離れた山間部に住んでいました。膝と腰の痛みで受診しましたが、ふらつきの症状がありました。長年、高血圧の薬と心筋梗塞予防のための抗血栓薬を飲んでいました。

問題は高血圧の薬が2か所の病院からそれぞれ処方されていることでした。Kさんはどちらの薬もきちんと飲んでいます。この状態で血圧を測ると標準よりも低く、ときどきめまいやふらつきの症状もあるということでした。

そこで私は薬の副作用の可能性があると考えました。そして、

「ふらついたことがあるというのなら、血圧の薬はどちらか1か所の病院で出してもらったほうがいいのではないですか？」

といいました。するとKさんは次のように説明してくれました。

「A病院は昔からかかっている病院です。そこの先生は私のことをよく知っています。もう1か所のB病院は自宅の近くにあるため、この病院でだいたいの薬は出してもらっています。ただ、ここはA病院より大きな規模なので、若い主治医は1年ごとに替わります。何かあったらB病院の先生に相談したいので、一応、ここにも定期的にかかり、薬をもらっているのです」

そこで私は、まずA病院の医師にこの件について、お手紙を書きました。

そしてA病院の医師からは、

「昔から患者さんのことは知っていますが、私は非常勤ということもあり、何かあったらB病院に行くようにとお話ししています。また、B病院での治療について患者さんから訴えがあったら、こちらでコントロールしています」

と返事をもらいました。

そこでB病院の医師にも手紙を書き、最終的にB病院で薬をまとめて出してもらうことができるようにしました。

このやり取りには2か月以上かかりましたが、薬が集約されて減ったことで、めまいなどの副作用はなくなり、痛みの治療に複数の薬を使うことができるようになりました。痛みは1／10になり、Kさんはとても喜んでいました。

## 湿布には気休めではない大きな薬剤の効果がある

痛みの治療が湿布や貼り薬でうまくいくこともあります。

「湿布なんて効果が今いちでしょう?」

「貼るだけでそんなに効くのかしら?」

などという方がいるかもしれませんが、それは違います。湿布も立派な薬です。

湿布は冷やしたり、温めたりするだけのものと考えている方も多いと思いますが、湿布には痛み止めの成分が入っており、皮膚に浸透することによって効きます。薬剤の効果が大きいのです。

また、湿布を貼ると、「感覚的に楽になる気がする」という方が多いですが、この心理的な効果も痛みにはいい影響を与えると思います。

日本人は湿布が好きですが、実は湿布がある国は限られており、アメリカではスポーツでよく使うコールドスプレーが中心です。

## 基本の痛み止めで治らないときは弱オピオイドを使うこともある

基本の痛み止めで治まらない場合、強い鎮痛効果のある弱オピオイド薬が含まれている貼付薬を使うこともあります。脊髄の痛みの伝達経路をブロックして痛みを遮断するのです。

さらに、慢性疼痛の改善につながる脊髄の下降抑制系という部分を活性化し、痛みを感じにくくさせる働きを強める作用が期待できます。

貼り薬は1週間に1回の使用で、貼り続けていることで少しずつ薬効が作用するので、薬を飲み忘れたりしがちな人には便利です。また、内服薬をこれ以上増やしたくない場合にも向く薬です。

次に紹介するのは内服薬にこの貼り薬を併用して、うまくいったケースです。

**症例　弱オピオイドの効果で、5／10の痛みが1／10にまで激減した**

Lさん（53歳女性）は、首の後ろから左の肩甲部、上腕までの痛みを感じ、当院を受診されました。会社勤めをしており、パソコンにデータをインプットする仕事をしています。

X線撮影の結果、「頸椎症性神経根症」とわかりました。この病気は、加齢変化などによって頸椎症（頸椎の加齢による椎間板の変性や靭帯が厚く硬くなることなどにより、首の痛みなどの症状が起こるもの）が起こり、椎間板のふくらみや関節の変形によって骨が棘状になったもの（骨棘）が神経根を圧迫したり、刺激したりして痛みが起こるものです。

「とにかく、痛みがひどいんです」

と訴えるLさん。仕事のほうもストレスが多く、

「その影響もあってか、夜もよく眠れないんです」

ということでした。そして、

「痛みをやわらげたいのはもちろんですが、夜、よく眠れるようになりたい……」

と強く訴えられました。

そこで基本の痛み止め（NSAIDs）、神経をブロックしてしびれを改善する薬（プレガバリン）、弱オピオイド薬に加え、眠剤とサインバルタを処方しました。

強い痛みをまずはやわらげるために、首のブロック注射も行いました。

こうした組み合わせ治療の結果、2週間で痛みは5／10までに改善しました。

複数の薬を使いましたが、それまでが非常につらかったということ、また眠りがよくなったということで、Lさんにはずいぶん笑顔が戻ってきました。

あとは残っている痛みの軽減です。

Lさんとのお話で、内服薬を飲み忘れることが多い方だったので、弱オピオイド貼付薬（ノルスパンテープ）のほうがよいだろうということで、テープをまずは週に1枚処方し、様子を見ました。

2週間後には症状が4／10なったので、この薬が有効と判断し、テープを週に2枚に増量しました。これを続けたところ、3週間後には痛みは3／10に、10週目には1／10となり、症状はかなり楽になりました。

この段階でテープによるかぶれの副作用が出てしまいましたが、すでに症状が改善しているため、問題なく薬を中止しました。テープをやめても痛みが再燃することはなく、内服薬でコントロールできています。

## 患者さんが妊娠している場合には慎重に薬を選ぶ

患者さんが妊娠している場合、薬の処方には特別な注意が必要です。

また、妊娠と治療の狭間で、薬を飲むことが不安になる方もおり、こうした患者さんには正確な薬の情報を提供し、納得いくまで患者さんと話し合って、不安を解消してあげることが大事です。

きちんと薬を服用できないと、病気も治らず、肝心の妊娠・出産にも支障が出てしまうことがあるからです。

ここでは、関節リウマチの治療を続けながら、無事に妊娠・出産したケースを紹介します。

## 症例　不妊治療とリウマチ治療を並行しながら、子どもを授かった

Mさん（37歳女性）は、24歳のときに関節リウマチを発症しました。結婚後、第一子を出産。その後、2人目の子どもを希望したもののなかなか妊娠できず、不妊治療を受けていました。

しかし、そのために他院で受けていた関節リウマチの治療を中止し、病状が悪化していました。

当院にやってきたときは関節の炎症と変形が進み、ご家族に支えられないと動けない状態でした。Mさんにすれば、「関節リウマチを治したいけれど、子どもも早く授かりたい」という気持ちの狭間で、非常にお困りでした。その気持ちはよくわかりました。

そこで、Mさんとはこの点についてじっくりと時間をかけてお話をし、

「関節リウマチに高い効果が期待できる生物学的製剤で、まずはリウマチを一気に治療しましょう。その治療を続けながら、妊娠できるタイミングを考えましょう」と提案しました。

Mさんはこれに納得してくれました。

使用する生物学的製剤は、妊娠の方の使用に実績があります。

Mさんはそれでも不安があり、悩みながらの治療だったと推測されますが、きちんと薬を服用してくれました。同時に不妊治療も継続。結果、3か月ほどで関節リウマチの症状はよくなり、そのタイミングでめでたく妊娠に成功しました。

さて、次の段階はリウマチ治療と妊娠の継続を並行することです。

患者さんにとってはどちらも大事です。

「薬を使いながらだと奇形が……。本当に大丈夫でしょうか？」

Mさんはお腹に手をやりながら、不安を訴えることもありましたが、その都度「使っている生物学的製剤は、妊娠に対して実績のある薬であること」などを納得いくまで説明するなどして、看護師と私でメンタル面もしっかりフォローしました。

その後、Ｍさんは無事に健康な男の子を出産されました。

育児による腰痛もありましたが、今は２人の子どもさんを楽しそうに育てられています。

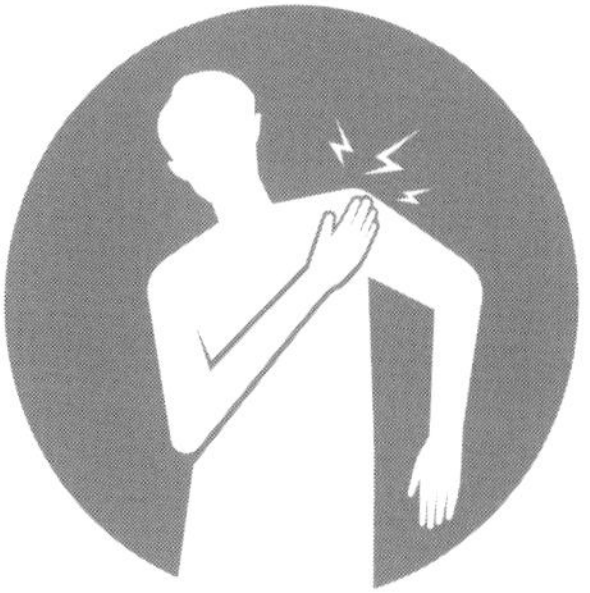

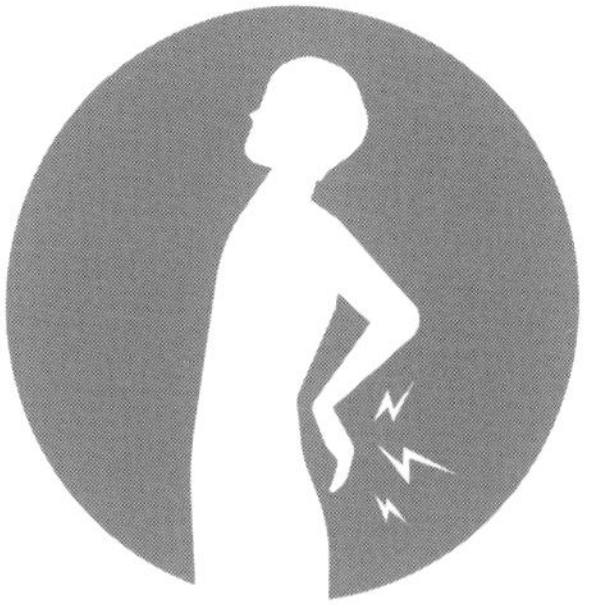

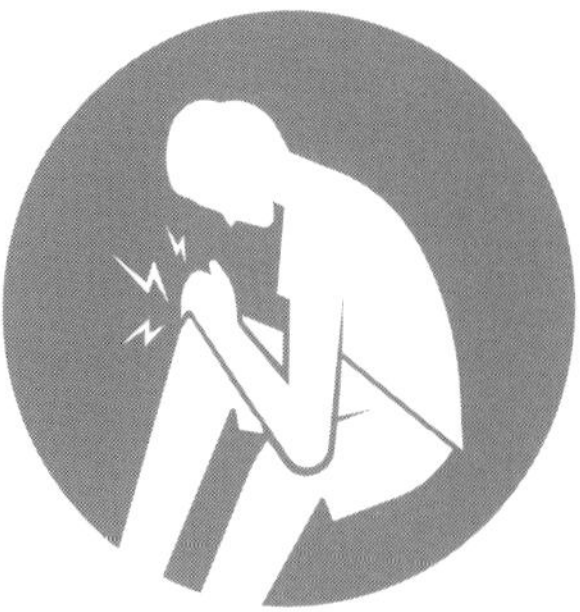

終章

# 整形外科医として心がけていること

## 病状を患者さんにわかりやすくはっきり伝える

第1章から、私が実践してきた診療の内容を患者さんのケースを交えて紹介してきました。ここでは私が整形外科医として、日々心がけていることをあらためてまとめさせていただき、終章としたいと思います。

「病状のメカニズムをわかりやすく説明すること」

これは、私が患者さんに最も必要だと思うことの一つです。

年をとればとるほど、骨が変形したり、ずれたり、つぶれたり、ヘルニアが出てきたりと、物理的な変化があらわれやすくなります。

このため、X線写真を撮ると、異常箇所が複数認められることは珍しくありません。これによって、腰痛で整形外科を受診すると、病名として脊柱管狭窄症（骨がつぶれている)、腰椎変性すべり症(腰椎がずれている)、椎間板ヘルニア(椎間板が飛び出ている)など、さまざまなものが出てくるわけです。

そして、これらの病気により坐骨神経が圧迫されて、腰やお尻、太ももやふくらはぎなどが痛んだり、しびれてくるのが坐骨神経痛です。

患者さんにとってはわかりにくく、

「私はヘルニアですか? 脊柱管狭窄症ではないんですか? 太ももしびれるから坐骨神経痛じゃないんですか?」

といったことを聞かれることがありますが、病名としてはどれも正しく、ひとくくりに考えてもらっていいのです。

治療は症状に対して行うので、症状が起こる原因をはっきり説明することが大事になります。

## 抜けないトンネルはないように終わらない治療もない

「抜けないトンネルがないように、終わらない治療もありません」

患者さんに、私はよくこういいます。

「この痛みはいつまで続くのだろう……」

「この薬はいつまで飲み続けなくてはいけないのだろう……」

「いったい、いつまで通院しなければならないのだろう……」

先が見えないときに、患者さんは一番ネガティブになります。だからこそ、患者さんに、治療期間を示すことは大事だと考えています。

「今できないことができるようになるまで、どのくらいかかるのか」を示すこと、患者さんが日常生活に、段階的にどう復帰できるかを示すことです。

例えば骨折であれば、患者さんが知りたいのは、骨がくっつくまでどのくらいかかるかだけではなく、「いつから仕事に復帰できるのか」「いつから学校へ行けるのか」「いつから運動できるのか」「いつから趣味の踊りができるようになるのか」といったことでしょう。

治療期間がだいたいこのくらいとわかれば、患者さんは心理的にとても楽になり、治療にも前向きになれます。そして安心します。ゴールに向けてさまざまな予定を立てることもできます。

そして医師である私のほうは、治療計画がそのスケジュール通りにいくように、治療を見直します。

## 「様子をみる」とか「画像は問題ない」などの言葉は使わない

私には、好きではない言葉が2つあります。治療において、その2つの言葉は使いたくありません。

「様子を見ましょう。お大事に」

1つ目はこの言葉です。

理由は、この言葉が診断の〝先送り〟でしかないと考えているからです。

患者さんは痛みなどの症状があり、それを治したいから来ているのです。先送りをしたら、患者さんの不安や苦しみを助長するだけです。

時間をかけても何とか原因を探り、診断をつけなければなりません（もちろん、一定の時間で診断がつけられるよう、日々の研鑽が必要です）。そのために問診票を事前にスタッフなどにも確認、補足してもらい、診療室では患者さんの声に徹底的に耳を傾けます。専門外の分野については、しかるべき医療機関につなぎます。

とにかく、患者さんの治療を前進させること。これが初回の診療から求められているのです。

「レントゲンはきれいで、特に問題はないですね」

2つ目の嫌いな言葉がこれです。

こういわれるだけで終わってしまっては、患者さんは困ります。

「あなたは『痛い、痛い』といっているけれど、画像検査では異常がありません。あなたの痛みについて、私にはわかりません」

私なりに翻訳すると、意味はこうなるからです。

手術をした後に痛みが出るような場合、この言葉がよく使われます。

すでに申し上げた通り、痛みには炎症・変形によるものだけでなく、神経の損傷や感情・ストレスによるものなど、複数の原因があります。

手術後の痛みであれば、メスを入れた傷口が原因ということもあり、少し時間が経過すれば、傷んだ部分が回復して痛みが取れるかもしれません。

一方、患者さんが不眠や抑うつなどを抱えていれば、痛みが出るのは傷口だけではありません。

問診や検査の結果からこうした痛みの原因を推察し、

「手術はうまくいっているようですけれど、まだ痛みがあるのは○○が理由と考えられます」

といった具合に、患者さんが混乱しないよう、整理をしてお話をし、不安を取り除いて、治療に前向きになってもらうことが大事だと考えています。

## 行う治療による効果の見通しは正確に伝える

大事なのは、治療計画とその見通しです。

人は誰しも病気やケガをすると不安になります。そして多かれ少なかれ通常の日常生活に支障をきたすので、「元の身体や元の生活に戻れるのだろうか？」という不安を抱えています。

ですから、患者さんの不安を解消しようと思えば、まず「治療によってどれくらいよくなるか」「どれくらいの治療期間が必要か」という見通しを伝えることで、不安を軽減することが必要です。そうすることによって治療に前向きにもなれるし、治療効果も上がります。

「まずは、この治療をやってみましょう。この治療1回で痛みは全部取りきれないかもしれません。でも、次に診たときに症状が5／10くらいに減っていれば、この治療が効いているということですよ」

といった具合です。

治療計画通りに進めば痛みは必ずよくなり、最終的には1／10以下になります。

そこを目指して患者さんとともに治療を進めていくのです。

## 患者さん・ご家族・医師の私が納得できるベストの治療を目指す

「その方にベストの治療をしたい」

私は常々こう思っています。

当たり前と思われるかもしれませんが、ここで考えていただきたいことは〝ベストの治療〟の中身です。

「治る」の理解に医師と患者さんでずれが生じやすいように、「ベスト」の意味合いが医師と患者さんとで違うことがあります。

私の考えるベストは、薬、手術、リハビリ、ストレスの軽減を患者さんに合わせて適切に組み合わせ、できるだけ早期に治るように治療をすることです。

しかし、患者さんの中には、

「早くよくなりたいけれど、怖いからできるだけ手術はしたくない」

「副作用が嫌だから、薬もできるだけ少ないほうがいい……」

という方もいます。

もちろん、こうした不安な気持ちがあるのはわかるので、できるだけ不安を解消できるように説明をさせていただき、まずは理解に努めます。

ただし、無理強いはできません。中には、処方したい薬があっても高額で、患者さんが使いたくても使えない場合もあります。生物学的製剤という関節リウマチに非常によく効く薬などはその一例です。

このように、患者さんにはさまざまな背景があります。

つまりベストと考える治療ができない場合も出てきますが、その場合はベターとなる治療を患者さんと一緒に模索していきます。

## 患者さんには自分の家族のように相談に乗る

「これは私の専門ではないので、相談は他の科に行ってください」

これは私が使いたくない言葉です。このようなことをいっていると、自分の仕事の領域を狭めてしまいます。

「患者さんを家族と思って接する」

「患者さんには、家族にしてあげたい治療を提供する」

私が心がけていることの一つです。

地域のクリニックには、さまざまな相談が寄せられます。その中には専門外の症状でやってくる患者さんも少なくありません。しかし、家族に相談をされて「他に相談しろ」とはいわないでしょう。患者さんは困って来院されているのです。

例えば、お腹の痛い患者さんが受診したときに、

「うちでは腹痛は診られませんので」

といって終わってしまうようなことは、したくありません。

患者さんが頼ってこられるのですから、専門外と思われる症状であっても、まずその分野の専門医に紹介する（今はインターネットのおかげで簡単に調べたり相談しやすくなりました）。このように心がけています。

私は、身体も気持ちもトータルに診るということが大事だと思っています。治療においては「薬」「手術」「リハビリ」「ストレスの軽減」の組み合わせをすること、さ

まざまな連携手段を使って身体と気持ちの問題点を1つ1つ解決していくことが、患者さんの不安軽減につながっていくのです。

## 常に一歩先の治療に積極的に取り組んでいく

月並みな言葉ですが、医学は日進月歩です。

私は整形外科の専門医ですが、関節リウマチの専門医でもあります。

こうした分野の薬において、近年、大きな進歩がありました。1つは関節リウマチの薬です。

私が医師になった1993年の時点では、関節リウマチは治らない病気といわれていました。薬は一般的な痛み止めとステロイドしかなく、徐々に進行し、関節が破壊されることを食い止めることは難しい状態でした。

関節が破壊された場合、治療としては変形した部分を手術で治す方法しかありませんでした。それでも関節リウマチ自体の進行はなかなか止めることができないため、身体の障害が進んでいく「不治の病」だったのです。

ところが21世紀に入り、治療にMTX（メソトレキサート）という免疫を抑える薬が使えるようになりました。次いで、生物学的製剤という新しい薬が登場し、初期に治療を導入すれば、ほぼ関節破壊を起こすことなく、関節リウマチは薬で治せる時代になりました。

「治る」とは、「症状のない状態（寛解）」という意味ですが、患者さんにとって、これは劇的な医療の進歩でした。関節リウマチは薬で治る病に変わり、手術は激減したのです。その代わり、治療では薬の使い方が非常に重要になってきています。

もう1つは運動器の痛みに対する薬の進歩です。本書で紹介してきたように、2010年頃から新しい痛みの治療薬が次々と発売され、昔からあるロキソニンなどの基本の痛み止めでよくならなかった症状が、新しい薬の組み合わせで治療可能となりました。

脊柱管狭窄症や頸椎の痛み、腰椎ヘルニアなども、これらの薬を使うと症状が非常に楽になり、手術症例はかなり減りました。どうしても手術が必要な方もいますが、当院での手術に至る症例は新しい薬が登場する前に比べ、およそ1／3以下になっています。

手術も新しい方法が開発されています。最近では手術前のシミュレーションを3Dを使って行ったり、ナビゲーションシステムを使うことで、より正確で安全かつ患者さんの身体への負担が少ない手術が行われるようになってきています。

こうした新しい薬、手術はもちろん、リハビリ、ストレスの軽減について、常に新しい情報を集め、患者さんの状態を見極めながら最適なものを取り入れ、活用していかなければなりません。

医師は患者さんの生活と人生を預かります。少しでも患者さんに楽に過ごしていただくために、常に最新情報のキャッチアップを忘れず、一歩先の治療に積極的に取り組んでいく姿勢を貫きたいと思っています。

# あとがき

3年ほど前、ある雑誌の寄稿文のタイトルを見て、「おや？」と思ったことがあります。

「医は病を見て、その人を見ず」

寄稿者は、九州のある先生でした。軍医だったお父様が遺した言葉として紹介されていました。一見すると、「逆のほうが医師としての道ではないか」とも思えます。

そのこころは？　以下で要約引用します。

「当然医師は人としての患者さんの全体像を知らずして本当の診療はできないと思うが、時に患者の言葉や性格に惑わされて、正確な診断に狂いが生じることがあり、また病の本態を知る難しさに途方に暮れるような症例にも遭遇する。

その原因を正確に究明することなく正しい治療法はありえない。表に出ているとりあえずその症状を取ることも大事だが、なぜその症状が起こっているのか原因を究明しなければ本当の治療には結びつかない。病を究明すること、本当の原因を探ることの難しさを痛感する。

病はそれほど不思議で奥が深く、まずは患者の病と真剣に向き合う、そのことが診療の第一歩であるはず」

寄稿された先生は、「冒頭の言葉は、父が患者の病と真剣に向き合うことの大切さを表現したものと理解している」と記されていました。

クリニックでの外来は、ともすれば表に出ている症状をとりあえず取ることに目がいき、結果を早く出そうとしがちです。

自分は森を見るつもりで、細部の木々を見落としていないか。患者さんの病を客観的に診られているか……。この言葉は、日常の診療で紛れがちな病の原因の追求の大切さを訴えています。改めて、考えさせられたものです。

最後になりましたが、私を支えてくれる家族、院内のスタッフ、患者さんに関連する地域の先生方や介護施設の方々に感謝したいと思います。

治療は医師1人ではできません。問診をすることも、手術をすることも、どんな治療においても周りのスタッフ、職員さんの協力が必要です。

また、患者さんからヒントをもらうこともあります。

例えば、ひどい肩こりを訴えてやってきた30代の女性患者さんは、さまざまな治療をやっても効果が得られず、後日、その原因が心筋梗塞だったと判明しました。血液検査で糖尿病があることはわかっていましたが、普通に歩いてきていたので、まさかと驚きました。幸い命に別状はありませんでしたが、こうした病気も念頭に入れて診療を心がけなければならないと強く実感させられた出来事です。

患者さんそのものが教科書――。

私はこう思っています。

今回、本書で紹介しましたが、痛みを1／10にする治療を多くの患者さんに実践できるようになったのは、患者さんとの話の積み重ねがあったからです。

これからも勉強を怠らず、さらに患者さんとの対話も大事に積み重ねていきたいと考えています。

医学博士／整形外科医・リウマチ医
小室　元

腰痛《ようつう》・肩《かた》こり・関節痛《かんせつつう》
# 治療《ちりょう》の組《く》み合《あ》わせで痛《いた》みは1/10《じゅうぶんのいち》になる

2020年4月15日　初版第1刷

著　者 ―――――――― 小室《こむろ》　元《はじめ》
発行者 ―――――――― 坂本桂一
発行所 ―――――――― 現代書林
〒162-0053　東京都新宿区原町3-61　桂ビル
TEL／代表　03(3205)8384
振替00140-7-42905
http://www.gendaishorin.co.jp/

ブックデザイン+DTP ―――― ベルソグラフィック
イラスト ――――――― Auttapon Wongtakeaw, George J/Shutterstock

印刷・製本　広研印刷㈱
乱丁・落丁本はお取り替え致します。
定価はカバーに表示してあります。



ISBN978-4-7745-1846-6 C0047